Games For Seniors With DEMENTIA

Fun Activities For Elderly Adults

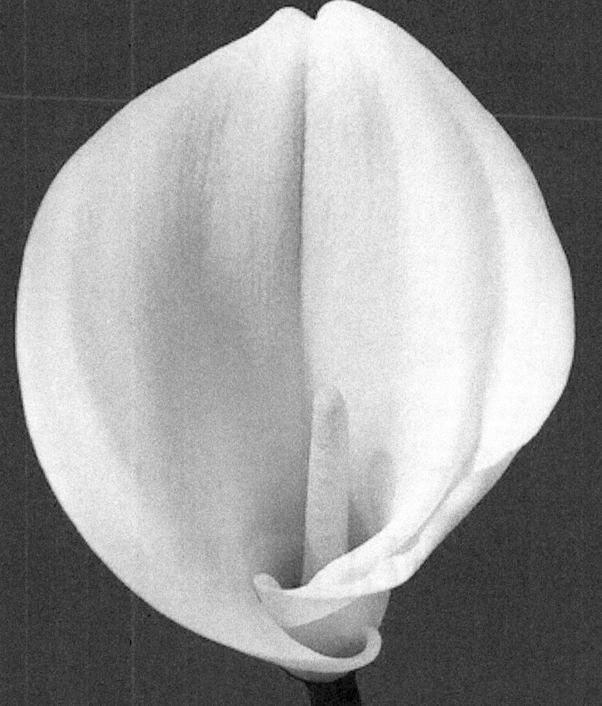

This Book Belongs To

____

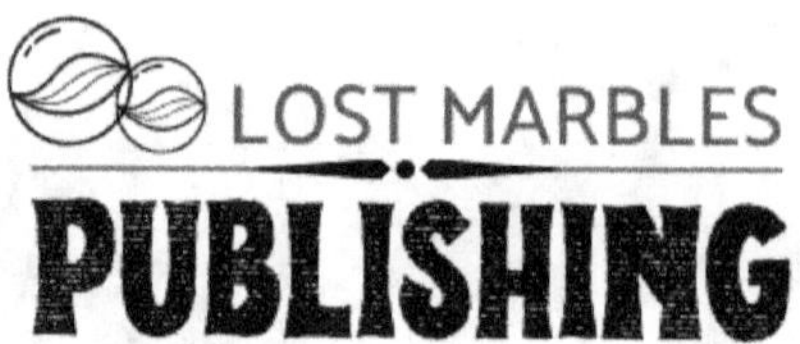

COLORING

PAGES

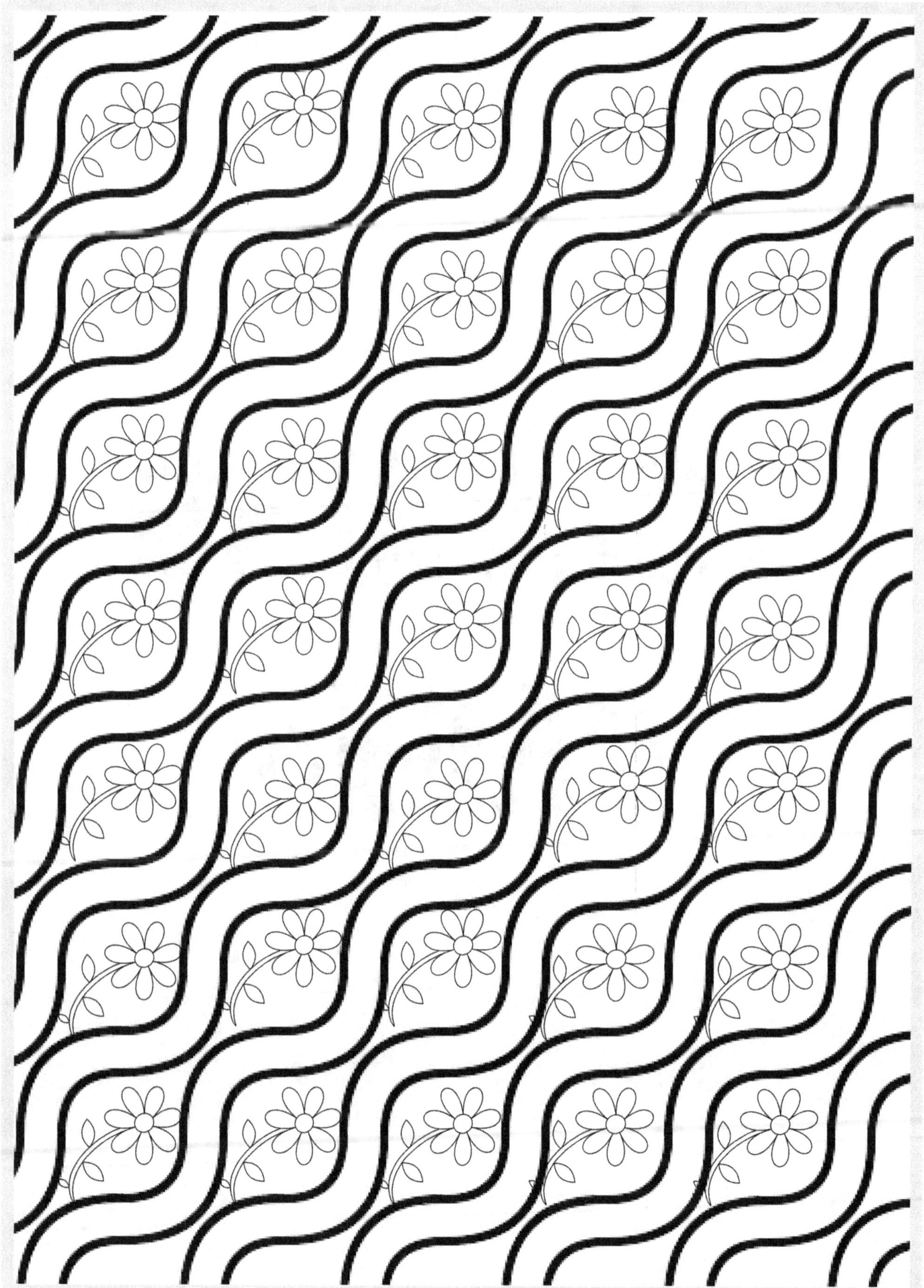

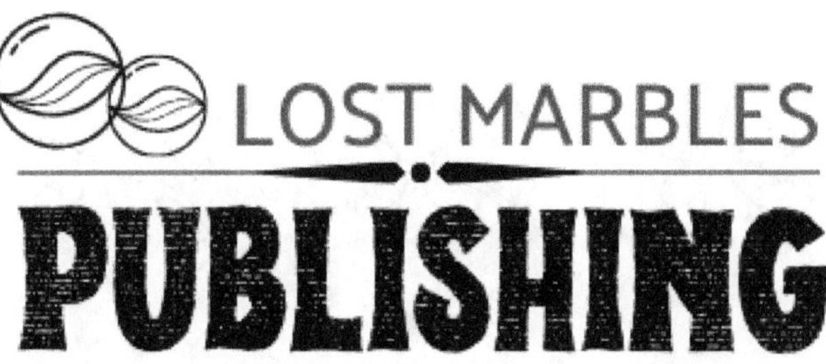

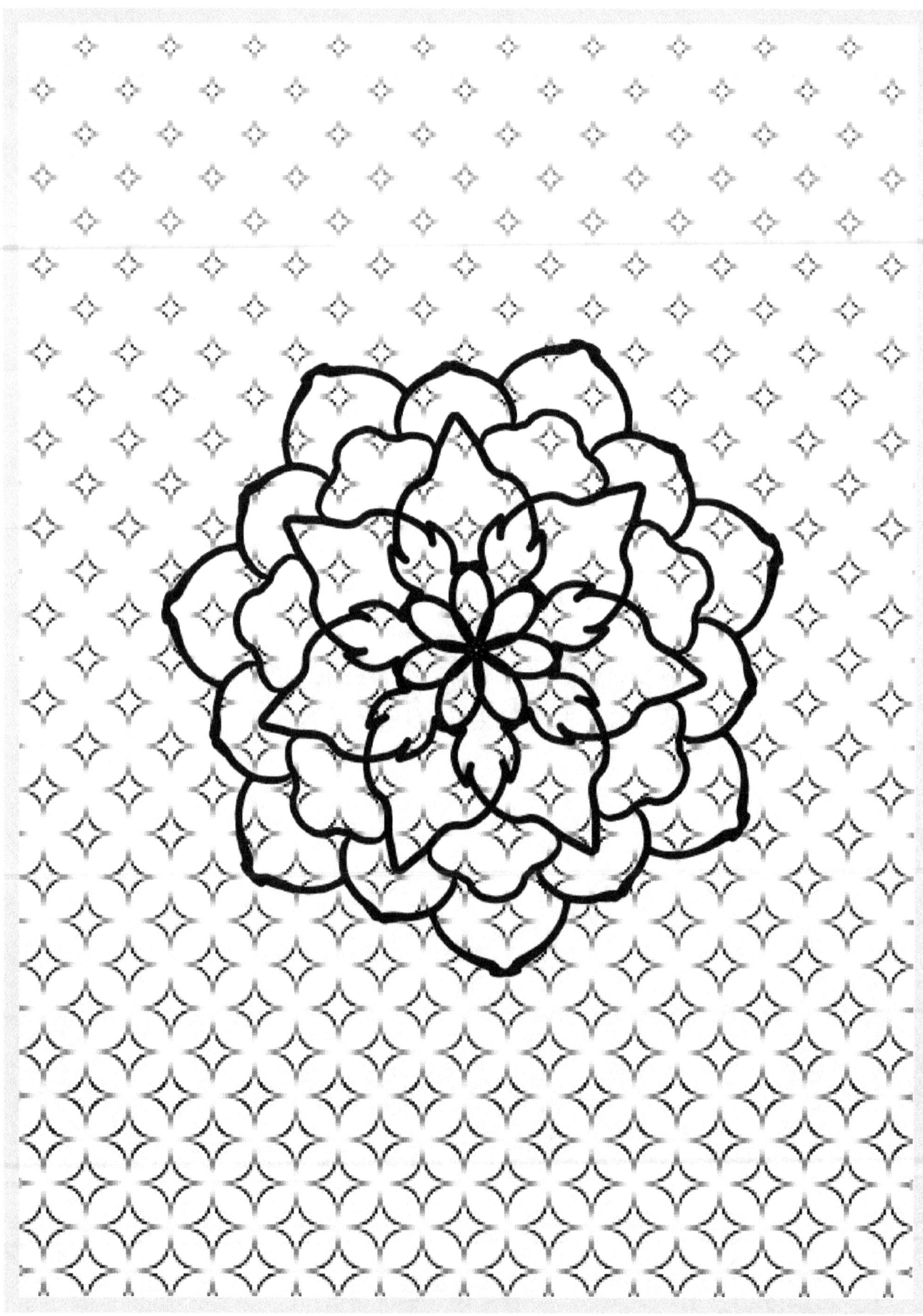

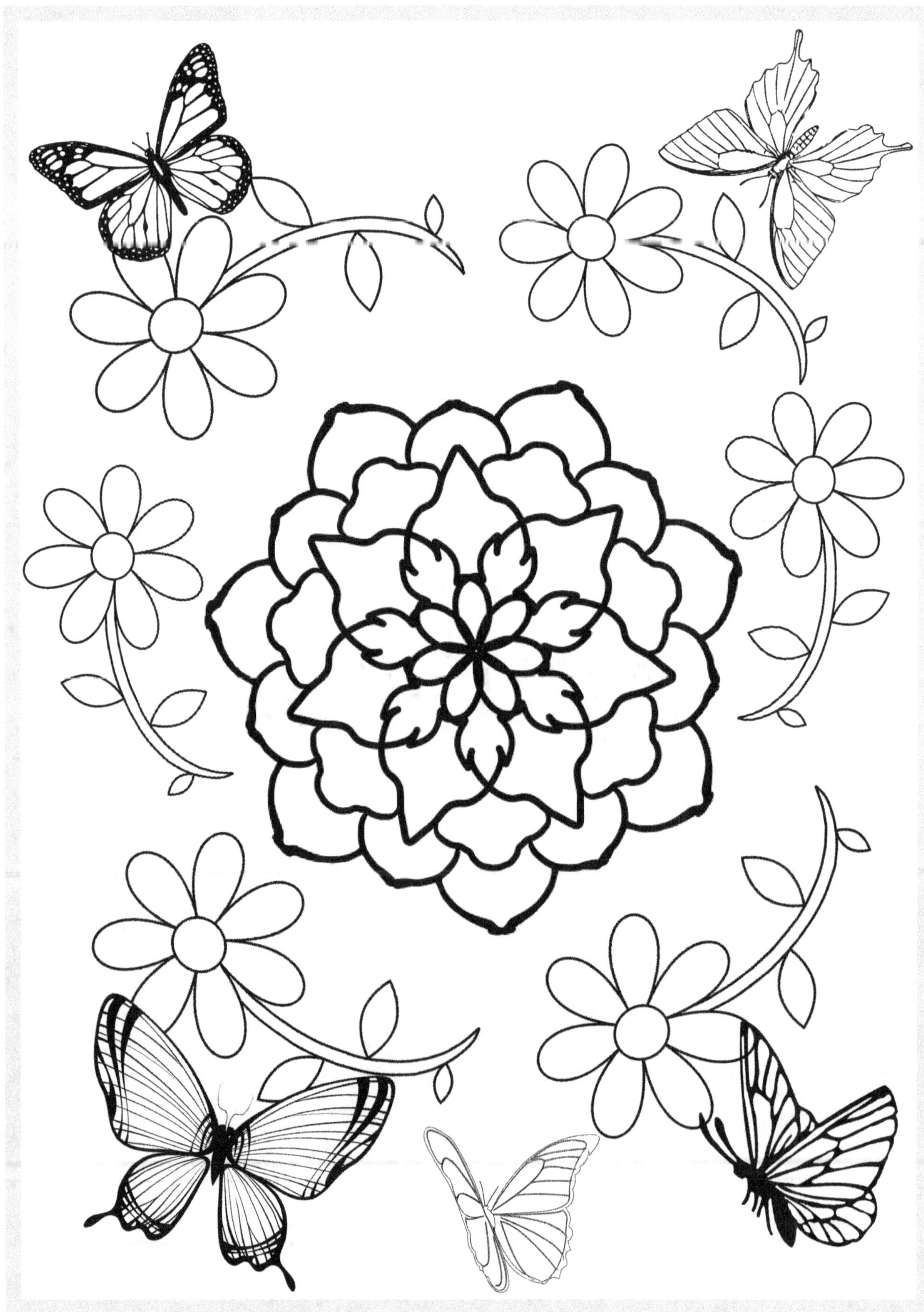

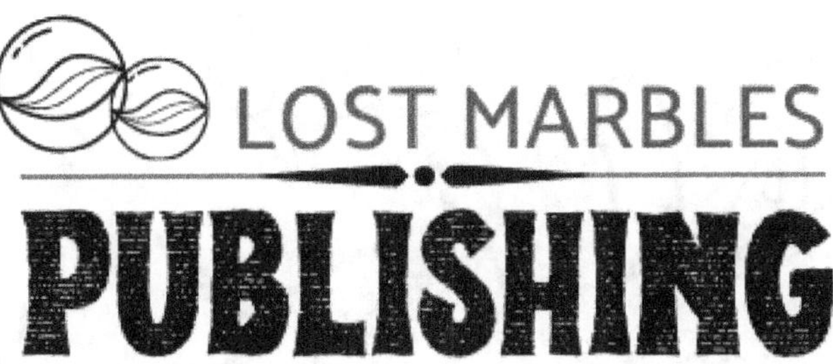

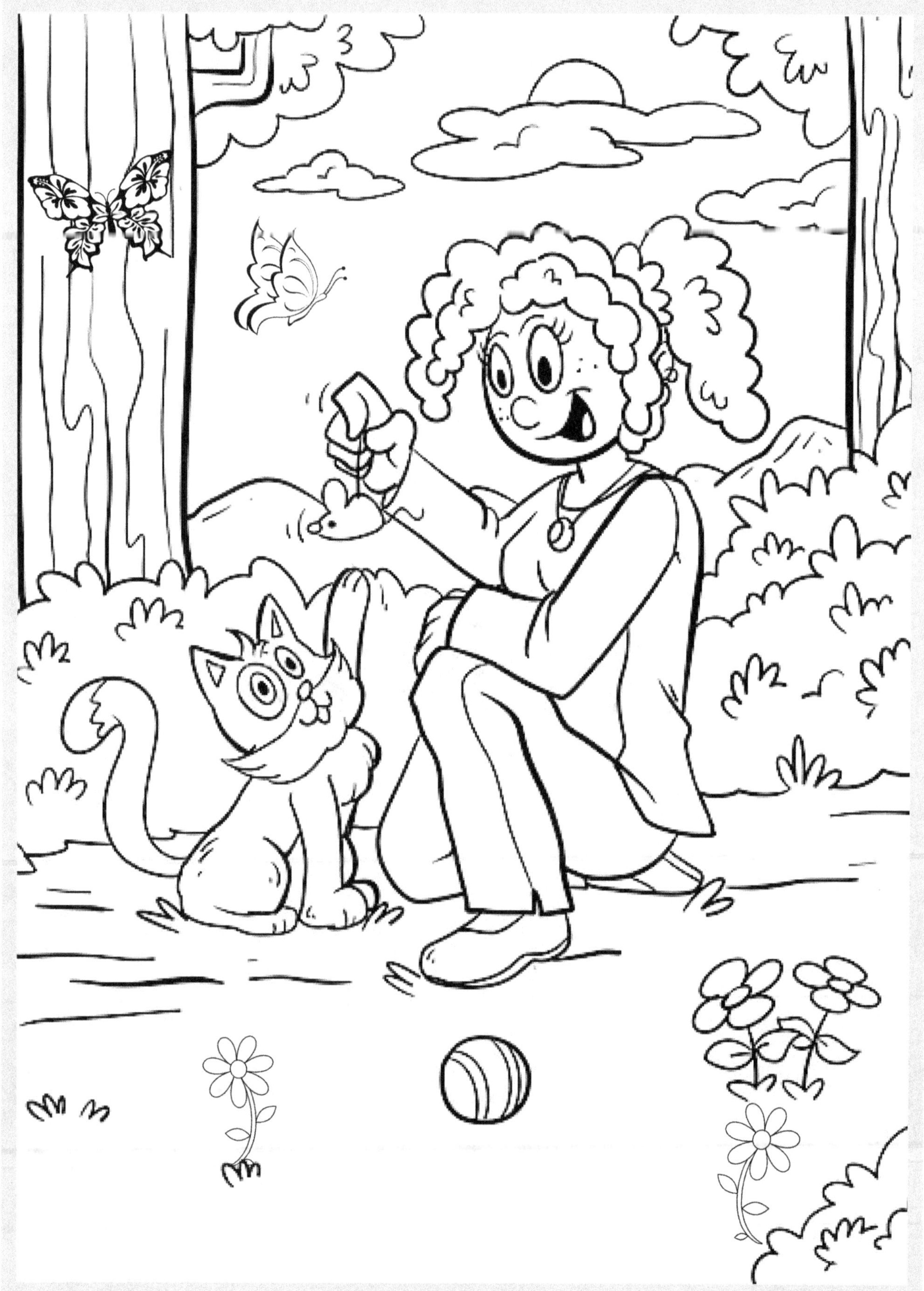

LOST MARBLES
PUBLISHING

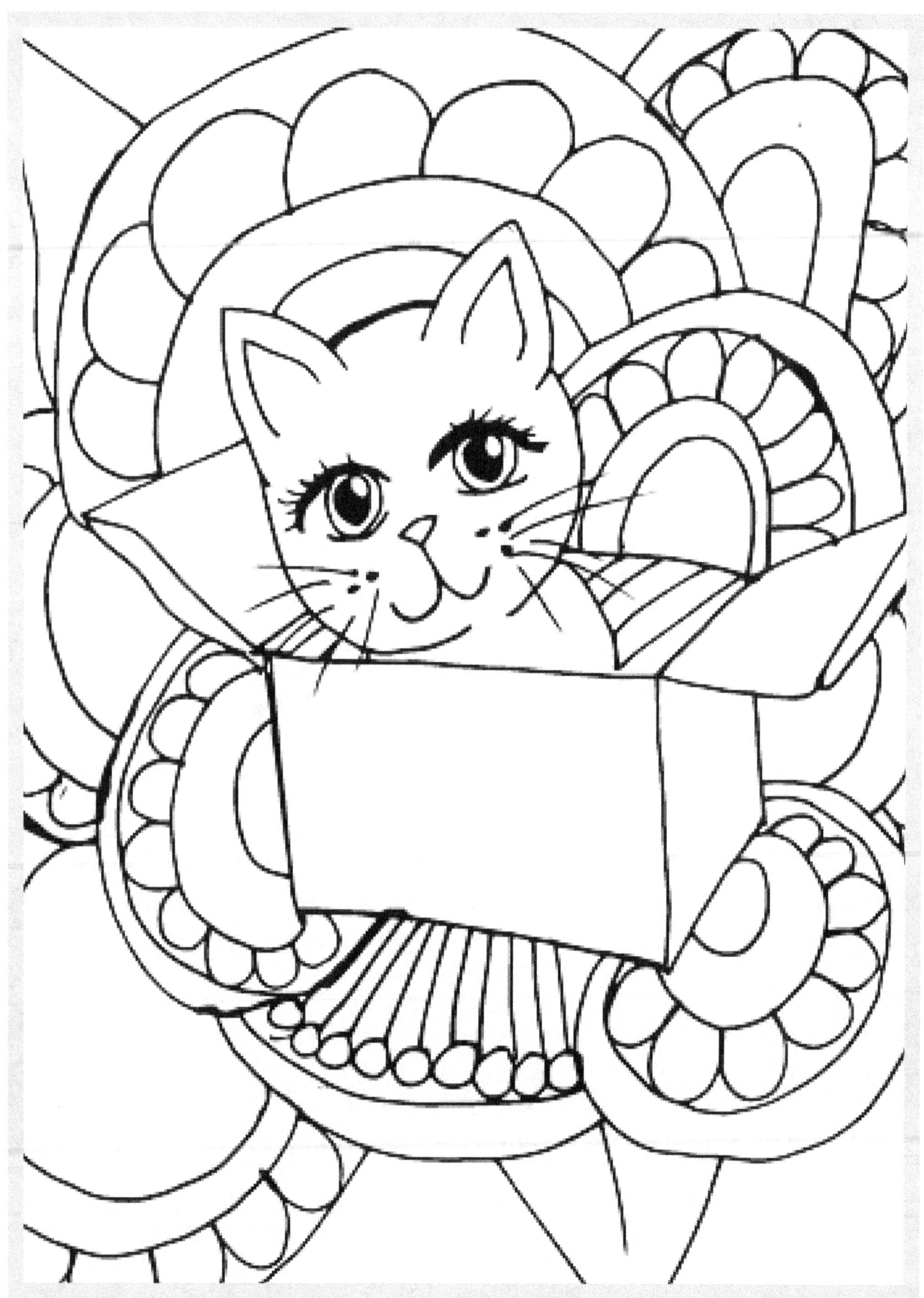

LOST MARBLES
PUBLISHING

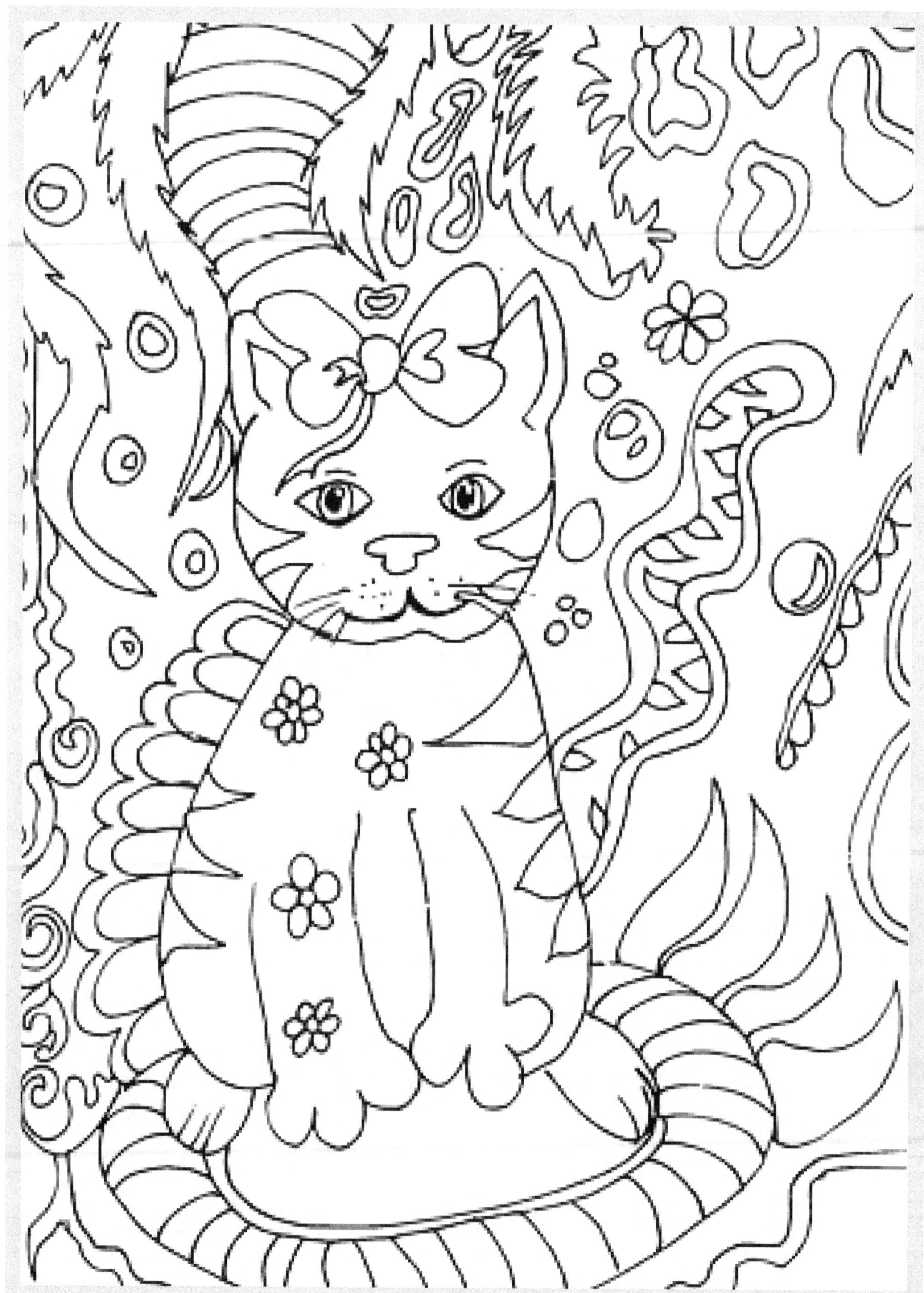

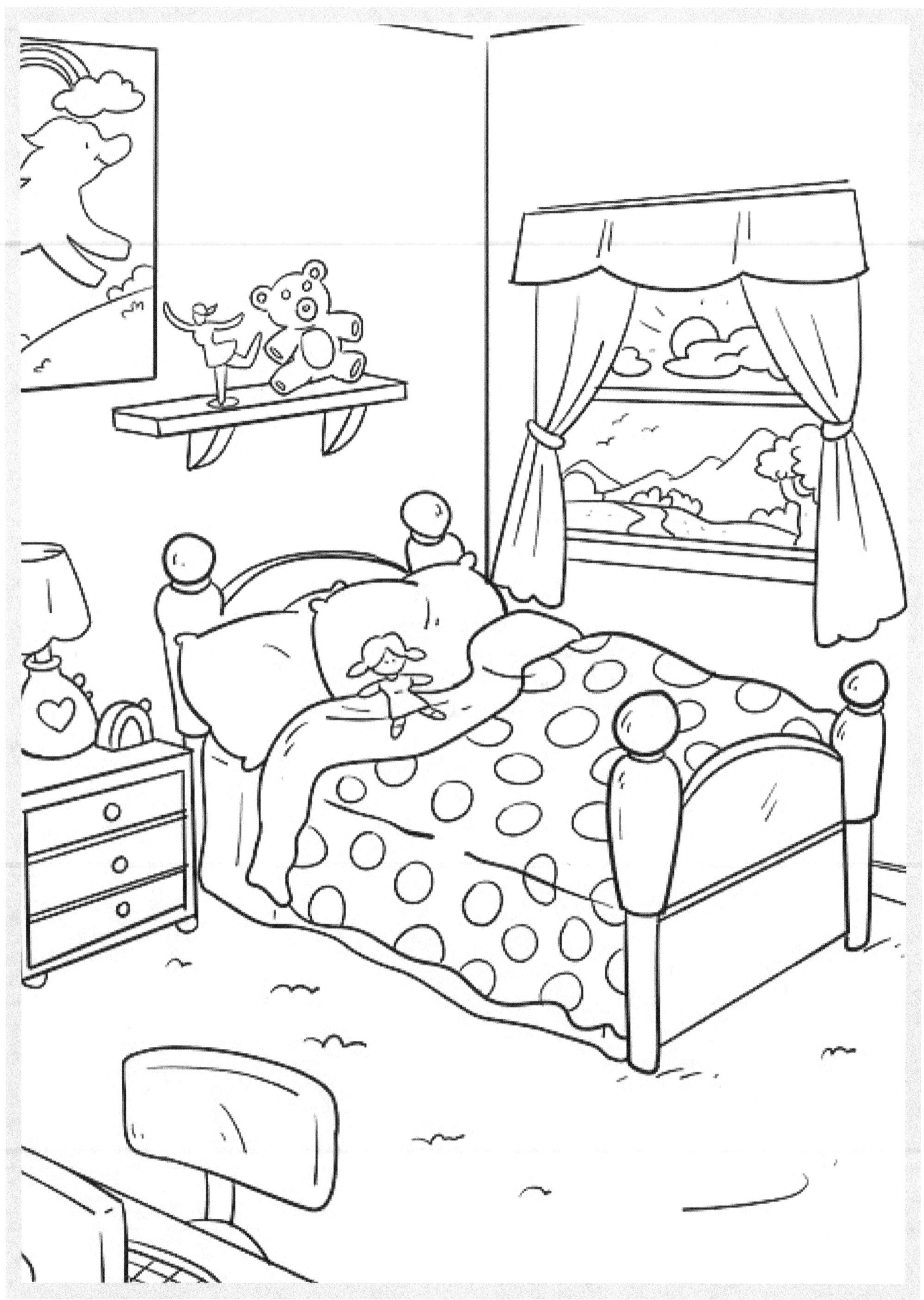

LOST MARBLES
PUBLISHING

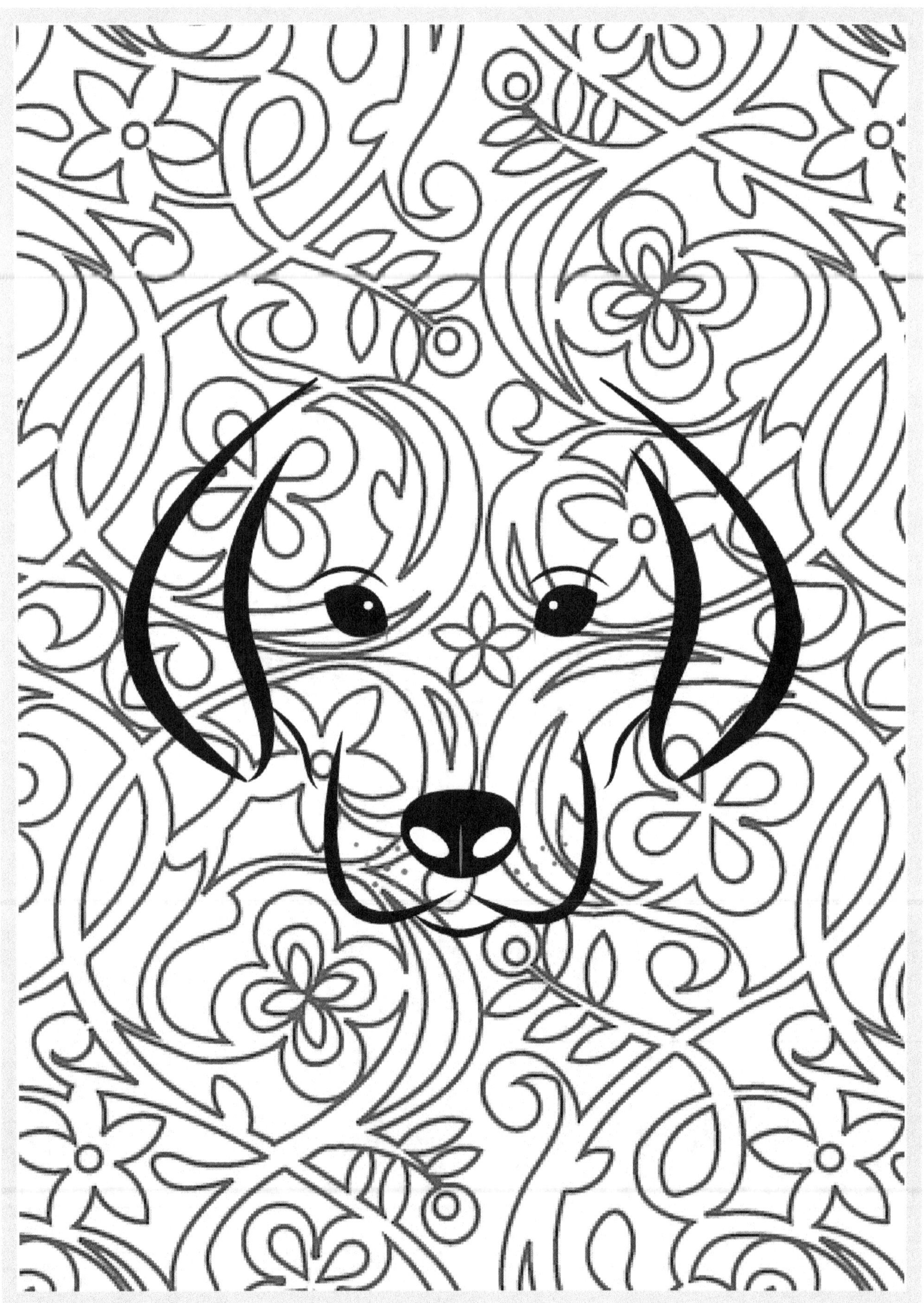

LOST MARBLES
PUBLISHING

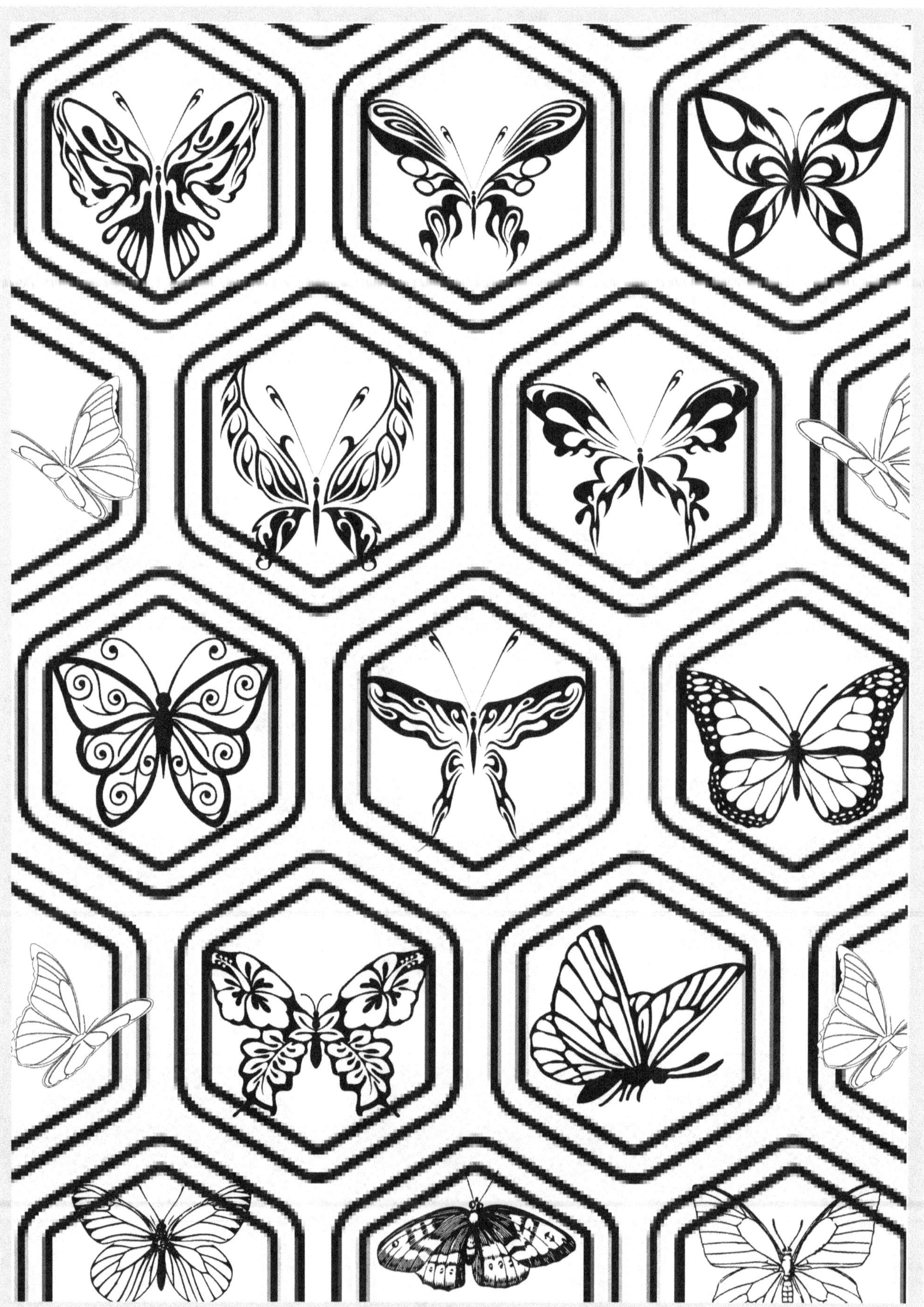

LOST MARBLES
PUBLISHING

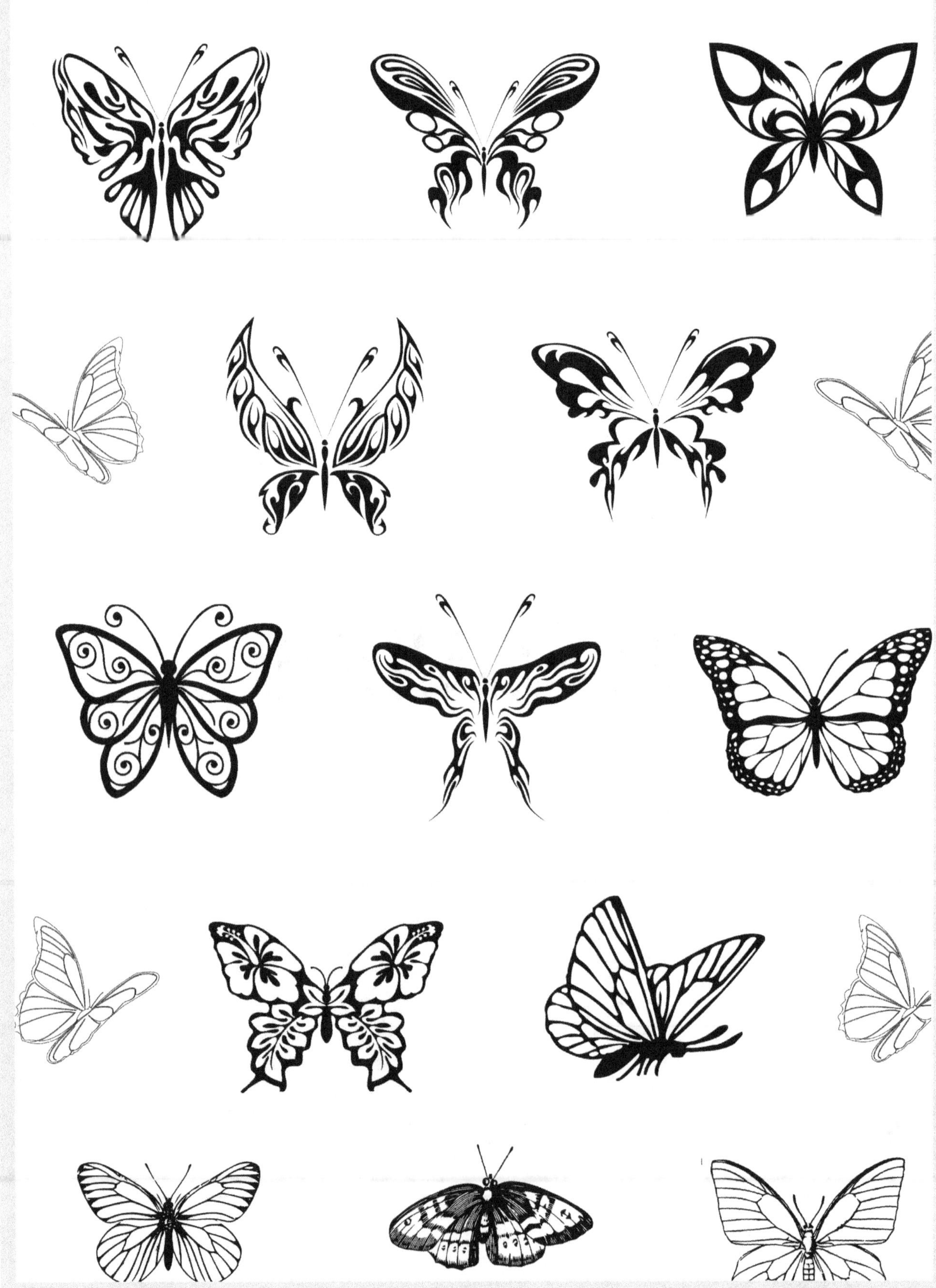

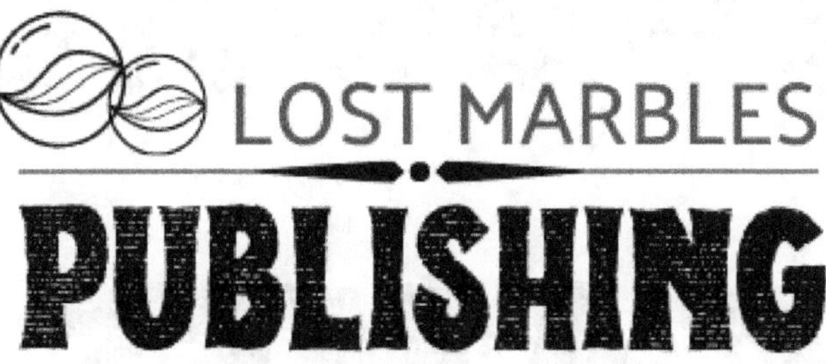

SUDOKU GAMES

Puzzle #1

EASY

		9			8	2		
	1					9	4	3
2							5	1
1			7	8	2		3	5
7				5	1			8
	8		4			1	7	
	7		3		6			
				4	9	7		6
8		1		2		3		

Puzzle #2

EASY

				5	3			
9		6		1				
	7	3		6			9	2
		7			1			5
	2	1		8	5		6	
5		4		2	9	7	8	
		2			8			
4		5	1	9			2	
6			5		2	4		8

Puzzle #3

EASY

4	7	5	8	9		3		6
		8			1			
		1	7	4	6			9
					3	2		8
1	6				8			
	5				9	4		
5				3			9	
	8		6	2	4		5	7
7	1	4					2	

Puzzle #4

EASY

	6				8		3	
				9	1		7	
	9		3	6		4	1	
4		1	6	2		3	8	5
				3	5			7
5	3	6			4		9	
2						9		
			5	3		7		4
		9		4	7			1

Puzzle #5

EASY

5		9	6					2
	8	2		4	9	6	5	7
	6	1			2	4	9	
4				3		5		
		7		2		8		
9	1	5			6	2		
8					4		2	
	7		8	1			4	
	5					3		6

Puzzle #6

EASY

Puzzle #7

EASY

Puzzle #8

EASY

8			7	2	1		4	6
6	4		8		5		3	2
	5			3			9	
						3	5	
	3	9	4		6		7	8
4		2		5				
				7				3
	1				3		8	
3		8		4	9	6		7

Puzzle #9

EASY

8	9	7	3	6	2		5	1
5	4					7		3
2			4	5				6
9	6	8						
		1	7				9	
	2		9	1				
			8		4	2		7
3								
	7		6	9		8		

Puzzle #10

EASY

	3					1		6
4	8			9			2	3
		5	6		2			
8	7		9					
1			5	7	8	4	6	
6		9		4				
7	9		2	5				
5		8	3		7			
	4		8	6	9	7		1

Puzzle #11

EASY

	7			1		9		
2				3	7			
6		9						8
1	9	3	8			7	2	5
4	6	2	5		3		9	1
		7		2			6	
			7	8		4		3
7	1				6		8	
					1			

Puzzle #12

EASY

			6	8			4	1
		2	1	4	9		3	5
	1	8	2	3				9
3		1			6			2
2	6	7	5			3		
9	8					5		
1	2	3						
						4		8
		6		7	2			

Puzzle #13

EASY

				7		8		
4								
		7	8	9	2			
		9			4			7
		8	7	3		1		2
5				4	6			3
	3		9		8		5	6
7	1	2		8		3		
8	6	5			7		9	
9			6	5		2		

Puzzle #14

EASY

9			2		5	6		
	4					7	8	5
	3							1
7	1	5		3				
	9		6			5	4	
	2		8		7	3		9
			5	1			7	
4	5	3		6				8
	7	2		4		9	5	6

Puzzle #15

EASY

8						7	9				
					3					8	
2	3				6	1				5	9
	1	6					5		9		7
	4										8
9		2			7	4			6		
1						9	7		8		
		8				3	6				2
		7			4				1		

Puzzle #16

EASY

4		1			3			
3	8							
			4	2	1			7
	3					6		
8						3	9	
7	5		1	3	6	4	8	2
			2		9		4	8
9	6	4	5	8		1	2	
2			3			5		

Puzzle #17

EASY

	4	3		2	9	6		8
5			7	8				
2				5		4	7	
9	3			7			6	4
4			9	1		8		3
		6						1
3		2						
	9		8	4			3	6
6	7	4				1		

Puzzle #18

EASY

	5					9		6
			9		3			1
3		6			5	7	4	
6	7		5				1	8
8						6		9
	1		6	7		5	2	
				3		1		4
		1		8		2	6	
	6				4	3	8	7

Puzzle #19

EASY

	8			6		9	4	5
			7	3				1
1		5			9			
	6				3	4	5	
	3						1	
			5		4	3	9	6
2		8		4	1	5	6	
9		1				2		3
6		3	2				7	4

Puzzle #20

EASY

	8		2	1				7
	4					2	3	1
	2		4				5	
8	5	1			9			
9	6				5			
	3	7	1		4		9	
	7	8	9		2	5		
				7	6		8	
6		5	8			3	7	2

Puzzle # 1

4	5	9	1	3	8	2	6	7
6	1	8	2	7	5	9	4	3
2	3	7	6	9	4	8	5	1
1	9	6	7	8	2	4	3	5
7	4	3	9	5	1	6	2	8
5	8	2	4	6	3	1	7	9
9	7	4	3	1	6	5	8	2
3	2	5	8	4	9	7	1	6
8	6	1	5	2	7	3	9	4

Puzzle # 2

2	4	8	9	5	3	1	7	6
9	5	6	2	1	7	8	4	3
1	7	3	8	6	4	5	9	2
8	9	7	6	4	1	2	3	5
3	2	1	7	8	5	9	6	4
5	6	4	3	2	9	7	8	1
7	1	2	4	3	8	6	5	9
4	8	5	1	9	6	3	2	7
6	3	9	5	7	2	4	1	8

Puzzle # 3

4	7	5	8	9	2	3	1	6
6	9	8	3	5	1	7	4	2
2	3	1	7	4	6	5	8	9
9	4	7	5	1	3	2	6	8
1	6	2	4	7	8	9	3	5
8	5	3	2	6	9	4	7	1
5	2	6	1	3	7	8	9	4
3	8	9	6	2	4	1	5	7
7	1	4	9	8	5	6	2	3

Puzzle # 4

1	6	4	5	7	8	2	3	9
8	2	3	4	9	1	5	7	6
7	9	5	3	6	2	4	1	8
4	7	1	6	2	9	3	8	5
9	8	2	1	3	5	6	4	7
5	3	6	7	8	4	1	9	2
2	4	7	8	1	6	9	5	3
6	1	8	9	5	3	7	2	4
3	5	9	2	4	7	8	6	1

Puzzle # 5

5	4	9	6	7	8	1	3	2
3	8	2	1	4	9	6	5	7
7	6	1	3	5	2	4	9	8
4	2	8	7	3	1	5	6	9
6	3	7	9	2	5	8	1	4
9	1	5	4	8	6	2	7	3
8	9	3	5	6	4	7	2	1
2	7	6	8	1	3	9	4	5
1	5	4	2	9	7	3	8	6

Puzzle # 6

9	2	4	6	1	3	7	8	5
6	8	3	7	2	5	9	4	1
1	7	5	8	4	9	2	3	6
8	1	6	5	3	7	4	2	9
2	4	9	1	8	6	5	7	3
3	5	7	4	9	2	6	1	8
5	3	1	2	6	4	8	9	7
4	6	8	9	7	1	3	5	2
7	9	2	3	5	8	1	6	4

Puzzle # 7

3	6	9	4	5	1	2	8	7
1	7	8	9	6	2	3	4	5
2	4	5	8	7	3	9	1	6
7	9	2	1	3	6	8	5	4
4	3	6	5	8	7	1	9	2
8	5	1	2	9	4	6	7	3
5	1	3	6	4	8	7	2	9
9	2	7	3	1	5	4	6	8
6	8	4	7	2	9	5	3	1

Puzzle # 8

8	9	3	7	2	1	5	4	6
6	4	1	8	9	5	7	3	2
2	5	7	6	3	4	8	9	1
1	7	6	9	8	2	3	5	4
5	3	9	4	1	6	2	7	8
4	8	2	3	5	7	1	6	9
9	6	5	1	7	8	4	2	3
7	1	4	2	6	3	9	8	5
3	2	8	5	4	9	6	1	7

8	9	7	3	6	2	4	5	1
5	4	6	1	8	9	7	2	3
2	1	3	4	5	7	9	8	6
9	6	8	5	4	3	1	7	2
4	3	1	7	2	8	6	9	5
7	2	5	9	1	6	3	4	8
6	5	9	8	3	4	2	1	7
3	8	4	2	7	1	5	6	9
1	7	2	6	9	5	8	3	4

2	3	7	4	8	5	1	9	6
4	8	6	7	9	1	5	2	3
9	1	5	6	3	2	8	7	4
8	7	4	9	2	6	3	1	5
1	2	3	5	7	8	4	6	9
6	5	9	1	4	3	2	8	7
7	9	1	2	5	4	6	3	8
5	6	8	3	1	7	9	4	2
3	4	2	8	6	9	7	5	1

5	7	4	6	1	8	9	3	2
2	8	1	9	3	7	5	4	6
6	3	9	4	5	2	1	7	8
1	9	3	8	6	4	7	2	5
4	6	2	5	7	3	8	9	1
8	5	7	1	2	9	3	6	4
9	2	6	7	8	5	4	1	3
7	1	5	3	4	6	2	8	9
3	4	8	2	9	1	6	5	7

5	3	9	6	8	7	2	4	1
6	7	2	1	4	9	8	3	5
4	1	8	2	3	5	6	7	9
3	5	1	4	9	6	7	8	2
2	6	7	5	1	8	3	9	4
9	8	4	7	2	3	5	1	6
1	2	3	8	5	4	9	6	7
7	9	5	3	6	1	4	2	8
8	4	6	9	7	2	1	5	3

Puzzle # 13

4	2	6	5	7	3	8	1	9
1	5	7	8	9	2	6	3	4
3	8	9	1	6	4	5	2	7
6	9	8	7	3	5	1	4	2
5	7	1	2	4	6	9	8	3
2	3	4	9	1	8	7	5	6
7	1	2	4	8	9	3	6	5
8	6	5	3	2	7	4	9	1
9	4	3	6	5	1	2	7	8

Puzzle # 14

9	8	1	2	7	5	6	3	4
2	4	6	1	9	3	7	8	5
5	3	7	4	8	6	2	9	1
7	1	5	9	3	4	8	6	2
3	9	8	6	2	1	5	4	7
6	2	4	8	5	7	3	1	9
8	6	9	5	1	2	4	7	3
4	5	3	7	6	9	1	2	8
1	7	2	3	4	8	9	5	6

Puzzle # 15

8	5	1	2	7	9	4	3	6
6	7	9	3	5	4	2	8	1
2	3	4	6	1	8	7	5	9
3	1	6	8	2	5	9	4	7
7	4	5	9	6	1	3	2	8
9	8	2	7	4	3	6	1	5
1	2	3	5	9	7	8	6	4
4	9	8	1	3	6	5	7	2
5	6	7	4	8	2	1	9	3

Puzzle # 16

4	2	1	8	7	3	9	5	6
3	8	7	6	9	5	2	1	4
6	9	5	4	2	1	8	3	7
1	3	2	9	4	8	6	7	5
8	4	6	7	5	2	3	9	1
7	5	9	1	3	6	4	8	2
5	1	3	2	6	9	7	4	8
9	6	4	5	8	7	1	2	3
2	7	8	3	1	4	5	6	9

Puzzle # 17

7	4	3	1	2	9	6	5	8
5	6	9	7	8	4	3	1	2
2	1	8	6	5	3	4	7	9
9	3	1	2	7	8	5	6	4
4	5	7	9	1	6	8	2	3
8	2	6	4	3	5	7	9	1
3	8	2	5	6	1	9	4	7
1	9	5	8	4	7	2	3	6
6	7	4	3	9	2	1	8	5

Puzzle # 18

1	5	8	4	2	7	9	3	6
7	4	2	9	6	3	8	5	1
3	9	6	8	1	5	7	4	2
6	7	3	5	9	2	4	1	8
8	2	5	3	4	1	6	7	9
9	1	4	6	7	8	5	2	3
5	8	7	2	3	6	1	9	4
4	3	1	7	8	9	2	6	5
2	6	9	1	5	4	3	8	7

Puzzle # 19

3	8	7	1	6	2	9	4	5
4	9	6	7	3	5	8	2	1
1	2	5	4	8	9	6	3	7
7	6	9	8	1	3	4	5	2
5	3	4	9	2	6	7	1	8
8	1	2	5	7	4	3	9	6
2	7	8	3	4	1	5	6	9
9	4	1	6	5	7	2	8	3
6	5	3	2	9	8	1	7	4

Puzzle # 20

5	8	6	2	1	3	9	4	7
7	4	9	6	5	8	2	3	1
1	2	3	4	9	7	6	5	8
8	5	1	3	2	9	7	6	4
9	6	4	7	8	5	1	2	3
2	3	7	1	6	4	8	9	5
4	7	8	9	3	2	5	1	6
3	1	2	5	7	6	4	8	9
6	9	5	8	4	1	3	7	2

Puzzle #1

MEDIUM

				7	5		6		
6		7			1		5		2
	9	5			2			4	
	6		5						
2	7				4	9			6	5
5		1			8					
	2	9	1	6	8				4
		3			2				8	

Puzzle #2

MEDIUM

7	5			6		2		
	3	4				9		
2		6						3
3	4						8	
		5	8		1		3	2
	7	2	9	5				
5		3	7		9	6	2	
		7						
4		8	2					

Puzzle #3

MEDIUM

6			2	1				
7	3	9						
	5		7		3			4
8	7			5				9
			4		2	8	5	
	9						1	
								3
1	8		9		4			2
		5	3		1	6	4	8

Puzzle #4

MEDIUM

5	1	4						3
8					3	6		
	6				5		9	1
				9		5	1	
		8		3			7	4
			7		1			9
	2							
	5		6		4			8
	8		9	5			4	7

Puzzle #5

MEDIUM

		2	4					6
	6			2		3		1
	9	8			7			
6			7	5		1		8
1	8					5		3
			1	8	6	9		
9					5	7	1	4
					4			
	7		3		1	2		

Puzzle #6

MEDIUM

								4
8	6	5						
9	4	1	2			8		
			1				7	8
1	2	6	8		7	4		
3			9					6
					1	2	8	
					5	9		3
2	7	9	6					

Puzzle #7

MEDIUM

<table>
<tr><td></td><td>9</td><td>4</td><td></td><td>3</td><td></td><td></td><td></td><td></td></tr>
<tr><td>5</td><td></td><td></td><td>2</td><td></td><td></td><td>9</td><td>4</td><td></td></tr>
<tr><td>1</td><td></td><td>6</td><td>7</td><td>9</td><td></td><td></td><td>5</td><td></td></tr>
<tr><td>4</td><td></td><td></td><td></td><td>8</td><td>6</td><td></td><td>2</td><td>3</td></tr>
<tr><td>2</td><td></td><td>5</td><td>3</td><td>7</td><td></td><td>6</td><td>9</td><td></td></tr>
<tr><td></td><td></td><td></td><td></td><td></td><td></td><td>7</td><td>8</td><td></td></tr>
<tr><td></td><td></td><td>8</td><td></td><td>6</td><td></td><td>4</td><td>7</td><td></td></tr>
<tr><td></td><td>6</td><td></td><td></td><td></td><td></td><td>5</td><td></td><td></td></tr>
<tr><td></td><td></td><td>2</td><td></td><td></td><td>7</td><td></td><td></td><td></td></tr>
</table>

Puzzle #8

MEDIUM

	3	4	5		6	9	2	1
5					8	3	6	
	9		3		2		4	
9	1			5				
		6	2	8				
					7	6	9	
	5							
		8		2				
2	6	3	8			7	5	9

Puzzle #9

MEDIUM

5	6		7		2	1		
	2		5	1			3	4
	9			6		7		
4		5	9			2		
1	8			5				
		2	3				8	
						9		5
2		6				8		3
			8				1	

Puzzle #10

MEDIUM

5							6	
8	2		1	3				
	6			9		8	1	2
		4			9	6		
3				8		9		
	5		3		1	7	4	
	4				3			
		1	2				7	
2				5			3	

Puzzle #11

MEDIUM

2		7		3			6	1
3			4	9				
		6				3	5	9
5	2							
						8	2	
9		4	3	2				7
	3				1	7		4
8			6					
	4	2		7	3			

Puzzle #12

MEDIUM

5	2	6	3	1		8		
	9		6	8				
4								
8		1		2		5		
		3	8		9		4	6
	7				1			
7			1	4				2
	8		7					5
					6	7		3

Puzzle #13

MEDIUM

3			8				9	
		7			9	6	3	
5		8		3				
7						1		
2		9	1					
8			6	4	2		5	
	2		9		1		7	4
1								6
	7	4			8			5

Puzzle #14

MEDIUM

Puzzle #15

MEDIUM

	7		9	2	3	8		
2		3		6				4
			8				3	6
	3	6		7			5	9
	5		3		4	6		
	4	2						1
		9		3				7
				9	1	5	2	
4					2	9		

Puzzle #16

MEDIUM

		2			5	8		9
				8				7
7	4		1		9			
		7			1	4		
1	8	9		3		6		
	6	5	7	9	8		1	3
	2	4				9		
5								
			6				5	

Puzzle #17

MEDIUM

9	2		1		8		7	
	6	5		7				
		1		2	9		8	
4		8				1		
6		7		1	2			9
2		3		9				
	8				1	6		
		9		3				5
	4	6	9					3

Puzzle #18

MEDIUM

		1	7	6		9	4	
					2			
7				1				3
		6		7	3		1	5
							8	9
		7	5			3		
2		8	3					
		3		8		4		6
	4		2			8	3	1

Puzzle #19

MEDIUM

	3			8		9	6	5
			7			4	2	8
9								
6	4			3				
	9		6	1			7	2
				2				
1	6	4		7	2		5	
	8		3				1	7
3	7	5						

Puzzle #20

MEDIUM

9		8	4	7				3
				8			2	7
	7			1			9	
5		6					4	
	9	3	8	6				
	4		1		3			
	2		6		9			5
6				4			7	
4			7					8

Puzzle # 1

3	1	2	4	7	5	6	9	8
6	4	7	8	9	1	5	3	2
8	9	5	6	3	2	7	4	1
9	6	4	5	1	7	8	2	3
2	7	8	3	4	9	1	6	5
5	3	1	2	8	6	4	7	9
4	8	6	9	5	3	2	1	7
7	2	9	1	6	8	3	5	4
1	5	3	7	2	4	9	8	6

Puzzle # 2

7	5	9	3	6	4	2	1	8
1	3	4	5	2	8	9	6	7
2	8	6	1	9	7	4	5	3
3	4	1	6	7	2	5	8	9
9	6	5	8	4	1	7	3	2
8	7	2	9	5	3	1	4	6
5	1	3	7	8	9	6	2	4
6	2	7	4	3	5	8	9	1
4	9	8	2	1	6	3	7	5

Puzzle # 3

6	4	8	2	1	9	7	3	5
7	3	9	6	4	5	2	8	1
2	5	1	7	8	3	9	6	4
8	7	4	1	5	6	3	2	9
3	1	6	4	9	2	8	5	7
5	9	2	8	3	7	4	1	6
4	6	7	5	2	8	1	9	3
1	8	3	9	6	4	5	7	2
9	2	5	3	7	1	6	4	8

Puzzle # 4

5	1	4	2	6	9	7	8	3
8	7	9	1	4	3	6	5	2
2	6	3	8	7	5	4	9	1
7	3	2	4	9	8	5	1	6
1	9	8	5	3	6	2	7	4
6	4	5	7	2	1	8	3	9
4	2	1	3	8	7	9	6	5
9	5	7	6	1	4	3	2	8
3	8	6	9	5	2	1	4	7

Puzzle # 5

5	1	2	4	3	9	8	7	6
7	6	4	5	2	8	3	9	1
3	9	8	6	1	7	4	5	2
6	4	9	7	5	3	1	2	8
1	8	7	9	4	2	5	6	3
2	3	5	1	8	6	9	4	7
9	2	3	8	6	5	7	1	4
8	5	1	2	7	4	6	3	9
4	7	6	3	9	1	2	8	5

Puzzle # 6

7	3	2	5	1	8	6	9	4
8	6	5	3	4	9	7	1	2
9	4	1	2	7	6	8	3	5
5	9	4	1	6	2	3	7	8
1	2	6	8	3	7	4	5	9
3	8	7	9	5	4	1	2	6
6	5	3	4	9	1	2	8	7
4	1	8	7	2	5	9	6	3
2	7	9	6	8	3	5	4	1

Puzzle # 7

8	9	4	6	3	5	2	1	7
5	3	7	2	1	8	9	4	6
1	2	6	7	9	4	3	5	8
4	7	9	5	8	6	1	2	3
2	8	5	3	7	1	6	9	4
6	1	3	4	2	9	7	8	5
9	5	8	1	6	3	4	7	2
7	6	1	8	4	2	5	3	9
3	4	2	9	5	7	8	6	1

Puzzle # 8

8	3	4	5	7	6	9	2	1
5	2	1	4	9	8	3	6	7
6	9	7	3	1	2	5	4	8
9	1	2	6	5	4	8	7	3
3	7	6	2	8	9	4	1	5
4	8	5	1	3	7	6	9	2
1	5	9	7	6	3	2	8	4
7	4	8	9	2	5	1	3	6
2	6	3	8	4	1	7	5	9

Puzzle # 9

5	6	4	7	3	2	1	9	8
7	2	8	5	1	9	6	3	4
3	9	1	4	6	8	7	5	2
4	3	5	9	8	7	2	6	1
1	8	9	2	5	6	3	4	7
6	7	2	3	4	1	5	8	9
8	1	3	6	7	4	9	2	5
2	4	6	1	9	5	8	7	3
9	5	7	8	2	3	4	1	6

Puzzle # 10

5	1	9	8	2	4	3	6	7
8	2	7	1	3	6	4	9	5
4	6	3	7	9	5	8	1	2
1	8	4	5	7	9	6	2	3
3	7	6	4	8	2	9	5	1
9	5	2	3	6	1	7	4	8
7	4	5	9	1	3	2	8	6
6	3	1	2	4	8	5	7	9
2	9	8	6	5	7	1	3	4

Puzzle # 11

2	9	7	8	3	5	4	6	1
3	5	1	4	9	6	2	7	8
4	8	6	7	1	2	3	5	9
5	2	8	1	6	7	9	4	3
7	1	3	5	4	9	8	2	6
9	6	4	3	2	8	5	1	7
6	3	5	2	8	1	7	9	4
8	7	9	6	5	4	1	3	2
1	4	2	9	7	3	6	8	5

Puzzle # 12

5	2	6	3	1	7	8	9	4
3	9	7	6	8	4	2	5	1
4	1	8	2	9	5	6	3	7
8	6	1	4	2	3	5	7	9
2	5	3	8	7	9	1	4	6
9	7	4	5	6	1	3	2	8
7	3	5	1	4	8	9	6	2
6	8	9	7	3	2	4	1	5
1	4	2	9	5	6	7	8	3

Puzzle # 13

3	6	2	8	1	4	5	9	7
4	1	7	5	2	9	6	3	8
5	9	8	7	3	6	2	4	1
7	4	6	3	9	5	1	8	2
2	5	9	1	8	7	4	6	3
8	3	1	6	4	2	7	5	9
6	2	3	9	5	1	8	7	4
1	8	5	4	7	3	9	2	6
9	7	4	2	6	8	3	1	5

Puzzle # 14

3	7	8	4	5	9	1	6	2
5	2	1	3	6	7	8	4	9
4	9	6	2	1	8	5	3	7
6	1	5	7	2	3	4	9	8
9	8	7	5	4	6	2	1	3
2	4	3	8	9	1	6	7	5
8	6	4	9	3	2	7	5	1
7	5	9	1	8	4	3	2	6
1	3	2	6	7	5	9	8	4

Puzzle # 15

6	7	4	9	2	3	8	1	5
2	8	3	1	6	5	7	9	4
5	9	1	8	4	7	2	3	6
1	3	6	2	7	8	4	5	9
9	5	8	3	1	4	6	7	2
7	4	2	6	5	9	3	8	1
8	2	9	5	3	6	1	4	7
3	6	7	4	9	1	5	2	8
4	1	5	7	8	2	9	6	3

Puzzle # 16

6	1	2	3	7	5	8	4	9
9	5	3	4	8	6	1	2	7
7	4	8	1	2	9	5	3	6
2	3	7	5	6	1	4	9	8
1	8	9	2	3	4	6	7	5
4	6	5	7	9	8	2	1	3
3	2	4	8	5	7	9	6	1
5	7	6	9	1	2	3	8	4
8	9	1	6	4	3	7	5	2

Puzzle # 17

9	2	4	1	5	8	3	7	6
8	6	5	3	7	4	9	2	1
7	3	1	6	2	9	5	8	4
4	9	8	7	6	3	1	5	2
6	5	7	8	1	2	4	3	9
2	1	3	4	9	5	7	6	8
3	8	2	5	4	1	6	9	7
1	7	9	2	3	6	8	4	5
5	4	6	9	8	7	2	1	3

Puzzle # 18

8	3	1	7	6	5	9	4	2
4	6	5	9	3	2	1	7	8
7	9	2	8	1	4	6	5	3
9	8	6	4	7	3	2	1	5
3	5	4	6	2	1	7	8	9
1	2	7	5	9	8	3	6	4
2	1	8	3	4	6	5	9	7
5	7	3	1	8	9	4	2	6
6	4	9	2	5	7	8	3	1

Puzzle # 19

4	3	7	2	8	1	9	6	5
5	1	6	7	9	3	4	2	8
9	2	8	4	5	6	7	3	1
6	4	2	5	3	7	1	8	9
8	9	3	6	1	4	5	7	2
7	5	1	8	2	9	3	4	6
1	6	4	9	7	2	8	5	3
2	8	9	3	4	5	6	1	7
3	7	5	1	6	8	2	9	4

Puzzle # 20

9	1	8	4	7	2	5	6	3
3	6	4	9	8	5	1	2	7
2	7	5	3	1	6	8	9	4
5	8	6	2	9	7	3	4	1
1	9	3	8	6	4	7	5	2
7	4	2	1	5	3	9	8	6
8	2	7	6	3	9	4	1	5
6	3	1	5	4	8	2	7	9
4	5	9	7	2	1	6	3	8

Puzzle #1

HARD

				6			3	
		6					9	1
8	3	4						
		5	3		7			
3	7		1				5	
						1		
5			2	9				
				4		9		
4			7			3	2	

Puzzle #2

HARD

4			8		7			6
	1					2	9	
	2		3		6		8	4
		8		2		3		
			1		3			
		7			2	1	6	
8								5

Puzzle #3

HARD

		8			6	7		
	1				8			
				2				
1				7			2	
	7		8	6	4		5	
		9			5			7
						3	9	
	4	5			1			
	6		9					1

Puzzle #4

HARD

Puzzle #5

HARD

8	4			1		2	7	
	2		6				8	
		6						
6						9		
			1		4			
	8	5		9				
9				4				1
		7	3		6			4
4								

Puzzle #6

HARD

Puzzle #7

HARD

			5	3				
7	4		6		9			
				6			7	3
	9					6		
5			7				1	
		1			2	8		
		5		8				1
3			9			2		7

Puzzle #8

HARD

3			9					6
			3	8		5		2
	7			4				1
				6		4		5
7	1	3						
			7					
	2		4				6	
6		4						9

Puzzle #9

HARD

	9		5		8			4
	4			3	7		6	
	8					3		
3				6		7	9	
5				8				
					2		4	
				1				
8	6						3	
	2					6		

Puzzle #10

HARD

	6			5				2
8		9						7
						6		
		7		3		1		
	1				9		5	
4	2					7		
	5				6		7	3
9		3	8	7				

Puzzle #11

HARD

		5					1	8
6				7	1	4	2	
	2		8			5	6	
3				4				
			2				3	9
9	1							
	4				3			
			9				5	
		8			2			

Puzzle #12

HARD

5		9					2	
		1		4	8			
							3	
2				1	4			9
	5							
			6			3		
			3	5		6		
3	1			2		8		
7		5			9			

Puzzle #13

HARD

	4			2				
				4	6			7
3								
9								
7					5	1		4
	5	2			4	7		3
		6	8					
				1	7	2	9	
				9	3			

Puzzle #14

HARD

6		3		8				7
	2	4		3			8	
						5		4
	3			9	5			
9					7		2	
		1	2					5
	4				6			
		7			1	2		

Puzzle #15

HARD

		4						6
	3		7				5	1
				4		7		
		9	6		5			2
		5		9				
2				8			4	5
1						3		
				1				
	8	6	3				7	

Puzzle #16

HARD

	5		4					
				8		6		
	3	9	7			4		
						2		9
				1	8			
	1	3	5	7				
		5				9		
8		1	3	4				
		4		9			6	

Puzzle #17

HARD

						5	8	
							4	
7		6						2
	9				4			8
	1		3		8		6	
				6		3		
9		7			6		1	
5			1			7		4
1	8			3				

Puzzle #18

HARD

2			9		6			
6	5						4	
	3	9		7				
1	9					7		
		7		6				
				8			1	
			1			6		3
				5			8	
3						4		9

Puzzle #19

HARD

	4		1				3	
2							4	6
		5		7				
	9			6				1
		8	5					
	3			9		8		
		7				1		9
							8	4
			6	5				

Puzzle #20

HARD

Puzzle # 1

9	1	7	5	6	2	4	3	8
2	5	6	8	3	4	7	9	1
8	3	4	9	7	1	5	6	2
1	4	5	3	2	7	6	8	9
3	7	9	1	8	6	2	5	4
6	8	2	4	5	9	1	7	3
5	6	1	2	9	3	8	4	7
7	2	3	6	4	8	9	1	5
4	9	8	7	1	5	3	2	6

Puzzle # 2

4	9	2	8	1	7	5	3	6
7	1	3	6	4	5	2	9	8
5	8	6	2	3	9	4	7	1
1	2	9	3	5	6	7	8	4
3	5	4	9	7	8	6	1	2
6	7	8	4	2	1	3	5	9
2	6	5	1	9	3	8	4	7
9	4	7	5	8	2	1	6	3
8	3	1	7	6	4	9	2	5

Puzzle # 3

5	3	8	4	9	6	7	1	2
2	1	4	7	5	8	9	6	3
6	9	7	1	2	3	4	8	5
1	5	6	3	7	9	8	2	4
3	7	2	8	6	4	1	5	9
4	8	9	2	1	5	6	3	7
8	2	1	5	4	7	3	9	6
9	4	5	6	3	1	2	7	8
7	6	3	9	8	2	5	4	1

Puzzle # 4

6	2	3	7	4	1	9	8	5
5	4	9	6	8	3	1	2	7
7	1	8	9	2	5	3	6	4
3	7	5	8	1	6	2	4	9
1	6	2	4	3	9	7	5	8
8	9	4	5	7	2	6	3	1
9	3	6	1	5	8	4	7	2
2	5	7	3	9	4	8	1	6
4	8	1	2	6	7	5	9	3

Puzzle # 5

8	4	9	5	1	3	2	7	6
3	2	1	6	7	9	4	8	5
7	5	6	4	8	2	1	3	9
6	7	4	8	3	5	9	1	2
2	9	3	1	6	4	7	5	8
1	8	5	2	9	7	6	4	3
9	3	2	7	4	8	5	6	1
5	1	7	3	2	6	8	9	4
4	6	8	9	5	1	3	2	7

Puzzle # 6

5	2	8	3	6	4	9	7	1
4	6	1	7	2	9	5	3	8
3	7	9	5	8	1	4	6	2
6	3	4	9	1	5	8	2	7
7	1	2	8	4	3	6	9	5
8	9	5	2	7	6	3	1	4
9	8	3	1	5	2	7	4	6
1	4	7	6	3	8	2	5	9
2	5	6	4	9	7	1	8	3

Puzzle # 7

6	5	3	8	2	7	1	4	9
8	1	9	5	3	4	7	2	6
7	4	2	6	1	9	5	3	8
4	2	8	1	6	5	9	7	3
1	9	7	2	4	3	6	8	5
5	3	6	7	9	8	4	1	2
9	6	1	3	7	2	8	5	4
2	7	5	4	8	6	3	9	1
3	8	4	9	5	1	2	6	7

Puzzle # 8

3	5	1	9	7	2	8	4	6
4	6	9	3	8	1	5	7	2
2	7	8	6	4	5	3	9	1
9	8	2	1	6	7	4	3	5
5	4	6	8	2	3	9	1	7
7	1	3	5	9	4	6	2	8
1	9	5	7	3	6	2	8	4
8	2	7	4	5	9	1	6	3
6	3	4	2	1	8	7	5	9

Puzzle # 9

6	9	3	5	2	8	1	7	4
5	1	4	9	3	7	8	6	2
7	2	8	6	4	1	3	5	9
2	3	1	4	6	5	7	9	8
4	5	9	7	8	3	2	1	6
8	6	7	1	9	2	5	4	3
3	4	5	8	1	6	9	2	7
1	8	6	2	7	9	4	3	5
9	7	2	3	5	4	6	8	1

Puzzle # 10

1	6	4	9	5	7	3	8	2
8	3	9	6	4	2	5	1	7
5	7	2	3	8	1	6	9	4
6	9	7	5	3	4	1	2	8
3	1	8	7	2	9	4	5	6
4	2	5	1	6	8	7	3	9
2	5	1	4	9	6	8	7	3
9	4	3	8	7	5	2	6	1
7	8	6	2	1	3	9	4	5

Puzzle # 11

4	7	5	3	2	6	9	1	8
6	8	9	5	7	1	4	2	3
1	2	3	8	9	4	5	6	7
3	5	2	7	4	9	1	8	6
8	6	4	2	1	5	7	3	9
9	1	7	6	3	8	2	4	5
7	4	6	1	5	3	8	9	2
2	3	1	9	8	7	6	5	4
5	9	8	4	6	2	3	7	1

Puzzle # 12

5	8	9	1	7	3	4	2	6
6	3	1	2	4	8	9	5	7
4	7	2	5	9	6	1	3	8
2	6	3	7	1	4	5	8	9
8	5	4	9	3	2	7	6	1
1	9	7	6	8	5	3	4	2
9	2	8	3	5	1	6	7	4
3	1	6	4	2	7	8	9	5
7	4	5	8	6	9	2	1	3

Puzzle #   13

6	4	5	7	2	9	3	1	8
3	2	8	1	4	6	9	5	7
9	7	1	3	5	8	6	4	2
7	8	9	2	3	5	1	6	4
1	5	2	9	6	4	7	8	3
4	3	6	8	7	1	5	2	9
8	6	3	4	1	7	2	9	5
5	9	7	6	8	2	4	3	1
2	1	4	5	9	3	8	7	6

Puzzle #   14

8	1	9	7	6	4	3	5	2
6	5	3	1	8	2	9	4	7
7	2	4	5	3	9	1	8	6
1	7	6	8	2	3	5	9	4
4	3	2	6	9	5	8	7	1
9	8	5	4	1	7	6	2	3
3	9	1	2	7	8	4	6	5
2	4	8	3	5	6	7	1	9
5	6	7	9	4	1	2	3	8

Puzzle #   15

7	5	4	9	3	1	2	8	6
9	3	8	7	6	2	4	5	1
6	2	1	5	4	8	7	9	3
3	4	9	6	7	5	8	1	2
8	1	5	2	9	4	6	3	7
2	6	7	1	8	3	9	4	5
1	9	2	4	5	7	3	6	8
4	7	3	8	1	6	5	2	9
5	8	6	3	2	9	1	7	4

Puzzle #   16

1	5	8	4	6	2	3	9	7
4	7	2	9	8	3	6	5	1
6	3	9	7	5	1	4	2	8
5	8	7	6	3	4	2	1	9
9	4	6	2	1	8	7	3	5
2	1	3	5	7	9	8	4	6
3	6	5	1	2	7	9	8	4
8	9	1	3	4	6	5	7	2
7	2	4	8	9	5	1	6	3

Puzzle # 17

3	2	9	6	4	1	5	8	7
8	5	1	2	9	7	6	4	3
7	4	6	8	5	3	1	9	2
6	9	3	5	1	4	2	7	8
2	1	5	3	7	8	4	6	9
4	7	8	9	6	2	3	5	1
9	3	7	4	2	6	8	1	5
5	6	2	1	8	9	7	3	4
1	8	4	7	3	5	9	2	6

Puzzle # 18

2	7	4	9	1	6	8	3	5
6	5	1	8	3	2	9	4	7
8	3	9	4	7	5	1	2	6
1	9	2	5	4	3	7	6	8
5	8	7	2	6	1	3	9	4
4	6	3	7	8	9	5	1	2
7	2	8	1	9	4	6	5	3
9	4	6	3	5	7	2	8	1
3	1	5	6	2	8	4	7	9

Puzzle # 19

7	4	9	1	8	6	2	3	5
2	8	1	9	3	5	7	4	6
3	6	5	2	7	4	9	1	8
5	9	2	8	6	3	4	7	1
4	7	8	5	2	1	6	9	3
1	3	6	4	9	7	8	5	2
8	5	7	3	4	2	1	6	9
6	2	3	7	1	9	5	8	4
9	1	4	6	5	8	3	2	7

Puzzle # 20

2	7	9	1	5	3	4	6	8
1	4	3	6	9	8	2	5	7
6	5	8	2	7	4	3	9	1
7	6	5	8	3	2	1	4	9
9	3	1	4	6	5	7	8	2
8	2	4	9	1	7	6	3	5
4	9	2	3	8	1	5	7	6
5	1	6	7	4	9	8	2	3
3	8	7	5	2	6	9	1	4

WORD SEARCH GAMES

Puzzle #1

4 LETTER WORDS THAT START WITH

G E B W Q H M R E X Z Q K P T
B Q B G U B Q W O V U P Z K R
C C N A Z Y N E D D E N B W Y
E E M A N A V E V T G D U D J
V M P R R V I A U E L T J E N
F O U A B K Z K N K N I X E M
T K C E N C H K I E P A W D C
A K C O N U M B C Z X U I O F
B Y H S E O L O K P M T O T P
T A G G V N G M P A E F T H R
L T V N I X Y G V R Q S S D P
W X K O O N I G E S K K U C Q
E P Z V N U U M G S B U N Y T
D T O Q J K D F W U A A Q X P
E P U V W E L U C F I A N R F

NABE   NEUK   NOCK
NABS   NEUM   NOGG
NAIF   NEVE   NOOK
NAME   NEVI   NOVA
NAPE   NEXT   NUBS
NARK   NICK   NUKE
NAVE   NIGH   NUMB
NAVY   NIXE
NECK   NIXY

WORDS THAT BEGIN WITH L

```
X  Z  F  O  B  W  E  H  R  L  S  H  N  N  B
Y  N  D  Y  X  A  F  F  F  N  X  Y  D  N  F
O  T  N  U  K  B  F  W  L  L  Z  J  N  A  V
E  C  L  I  E  T  K  L  R  E  H  Y  M  G  H
D  M  E  H  T  L  Q  I  H  T  F  E  S  X  F
Q  A  V  P  J  E  I  S  E  T  H  I  C  Z  T
L  R  E  D  A  E  L  T  F  E  L  G  L  R  I
L  L  L  L  G  T  W  E  S  R  Z  A  I  H  F
W  A  Y  A  I  E  S  N  R  A  E  L  G  L  N
E  T  T  W  U  P  T  A  D  G  E  V  A  E  L
Y  E  R  Y  I  D  N  A  L  K  G  L  F  C  L
N  R  G  E  L  F  Y  A  L  E  A  K  Q  A  T
S  O  Q  R  L  I  M  D  P  E  S  C  F  Z  G
O  H  G  U  A  L  G  J  Y  I  D  S  U  Y  J
W  P  O  K  W  L  A  N  G  U  A  G  E  E  J
```

LAND	LAY	LESS
LANGUAGE	LEAD	LET
LARGE	LEADER	LETTER
LAST	LEARN	LEVEL
LATE	LEAST	LIE
LATER	LEAVE	LIFE
LAUGH	LEFT	LIGHT
LAW	LEG	LISTEN
LAWYER	LEGAL	

OTHER WORDS THAT BEGIN WITH S

R L S M O C T N E M E T A T S
C H S L J G G O S T A T I O N
S N V W A H T U O S C G O I I
T T Q Y A I P R B D O Q Q O R
A R R J G F C K O S N B B E Z
N R F C I E Z E H S P E S J X
D O P B T M T S P S H E P G I
A S O N G D N A T S P T E S I
R F D S R A T S R A T R C C Y
D D Q O Z E O R C T Y A I J H
E C R U O S H T A W S V F N I
D C B N G B T T R T V X I F G
W A A D I B K A U O S B C R O
V Y S P W Y G B T O P S K C P
K A E P S T A G E E S S J O M

SONG	SPECIAL	STANDARD
SOON	SPECIFIC	STAR
SORT	SPEECH	START
SOUND	SPEND	STATE
SOURCE	SPORT	STATEMENT
SOUTH	SPRING	STATION
SOUTHERN	STAFF	STAY
SPACE	STAGE	STRATEGY
SPEAK	STAND	

Puzzle #4

OTHER WORDS THAT BEGIN WITH T

```
W D Z L T N Z U W O Y N C G L
J T H R O U G H O U T I C G P
D L Y O S Y X K G M Q U T K N
H J R D N A S U O H T T V O G
W O R H T H R O U G H H Y N L
B G E E R H T E M E O O Y P W
A Z X H G L S A S T U U Z R M
J A T T I Y P G E O G G E G X
S X O O H S A X N R H H P Q M
L W P D G U K D R I H T I M E
H A Y A R E S I H T H T T E G
B G T Y Q A T X Y E H T O B Y
J C U O V V W H T H G I N O T
I N W O T S F O E C C I N S T
C U M D T U O T T R G D E K W
```

THEY

THING

THINK

THIRD

THIS

THOSE

THOUGH

THOUGHT

THOUSAND

THREAT

THREE

THROUGH

THROUGHOUT

THROW

THUS

TIME

TODAY

TOGETHER

TONIGHT

TOO

TOP

TOTAL

TOUGH

TOWARD

TOWN

OTHER WORDS THAT BEGIN WITH W

```
Q  O  W  I  L  L  T  W  I  Q  X  G  T  P  N
K  E  T  I  R  W  T  V  R  W  O  M  M  W  H
N  I  D  Y  N  B  D  I  G  O  O  M  P  R  X
G  A  S  L  S  X  I  Y  W  U  N  R  H  I  J
N  Y  A  I  R  W  Z  Q  I  L  N  G  K  T  K
T  R  E  D  N  O  W  M  G  D  M  T  W  E  F
L  U  U  U  F  M  W  G  P  B  F  S  P  R  R
B  B  O  V  D  A  C  K  I  B  Z  L  A  A  F
D  D  W  H  W  N  B  Z  Z  V  Y  Y  M  V  P
U  F  O  E  T  W  I  T  H  I  N  O  B  A  A
H  G  V  O  F  I  G  W  H  Y  H  G  H  D  B
X  S  Z  E  D  I  W  H  O  S  E  C  Q  J  S
R  W  I  N  D  O  W  O  T  R  K  E  O  Q  Q
H  T  I  W  O  R  K  M  R  A  R  Z  E  C  M
B  U  N  Y  P  L  W  E  Z  D  I  Y  S  P  M
```

WHOM	WINDOW	WORK
WHOSE	WISH	WORKER
WHY	WITH	WORLD
WIDE	WITHIN	WORRY
WIFE	WITHOUT	WOULD
WILL	WOMAN	WRITE
WIN	WONDER	WRITER
WIND	WORD	WRONG

5 LETTER WORDS THAT START WITH

```
E  U  S  T  D  B  P  G  G  E  I  S  F  E  U
C  T  T  O  T  K  I  D  E  B  X  N  U  Z  Z
K  D  N  L  P  K  L  L  J  X  M  U  J  H  R
X  U  I  L  U  X  B  S  I  W  U  J  D  H  C
T  Y  P  U  E  X  E  C  S  J  O  R  B  E  Z
G  Z  X  X  Q  C  E  V  O  F  O  B  B  W  O
J  H  C  O  P  E  X  A  C  T  J  M  M  B  I
Y  N  F  V  P  I  N  E  H  T  I  J  E  E  A
U  E  K  O  V  E  I  Z  L  D  A  N  J  L  A
I  B  J  S  M  A  X  E  Y  A  B  M  E  Y  X
E  X  P  E  L  Y  D  P  X  M  U  I  C  V  K
U  E  X  I  N  G  N  C  I  P  I  Q  T  H  U
R  I  O  Y  Q  J  B  J  T  U  A  R  E  Y  N
Y  B  D  M  R  T  O  G  Y  D  Q  T  H  R  C
V  H  Z  W  U  B  F  Y  T  P  M  E  A  G  O
```

EEJIT	EPOXY	EXING
EJECT	EQUAL	EXPAT
EMBAY	EQUID	EXPEL
EMBOW	EQUIP	EXPOS
EMOJI	EVOKE	EXUDE
EMPTY	EXACT	EXULT
ENJOY	EXAMS	EXURB
ENZYM	EXCEL	
EPOCH	EXECS	

Puzzle #7

MIXED WORDS THAT BEGIN WITH T,

```
U  O  Y  K  E  P  I  W  X  F  U  A  K  G  X
S  E  N  X  V  O  I  C  E  Y  P  Y  B  J  Y
I  P  F  S  A  Y  U  U  H  I  I  E  A  H  F
L  D  X  J  U  Y  S  N  S  S  V  M  E  D  L
M  H  O  V  W  O  E  D  T  U  O  D  C  G  Q
E  I  U  L  I  U  I  E  V  I  A  D  U  U  B
G  P  T  W  E  S  T  R  C  M  L  L  Z  D  V
C  E  Y  C  R  U  I  S  A  N  G  B  L  T  H
J  T  T  T  I  E  L  T  M  V  E  N  Y  Y  J
Y  R  R  W  E  V  D  A  I  V  H  L  V  E  I
O  U  Y  O  Y  F  U  N  V  N  N  O  O  N  E
W  E  T  R  U  T  H  D  U  V  U  D  T  I  M
Y  Y  U  H  E  B  F  I  C  C  N  A  E  T  V
P  D  R  F  J  V  L  U  Q  Q  K  U  Q  P  O
V  W  N  O  P  U  D  E  X  Y  E  N  Y  I  R
```

TROUBLE	UNDERSTAND	VERY
TRUE	UNIT	VICTIM
TRUTH	UNTIL	VIEW
TRY	UPON	VIOLENCE
TURN	USE	VISIT
TWO	USUALLY	VOICE
TYPE	VALUE	VOTE
UNDER	VARIOUS	

6 LETTER WORDS THAT BEGIN WITH

```
U  Q  C  S  Q  A  H  S  F  F  I  U  Q  E  B
O  Z  U  H  J  S  K  C  I  U  Q  A  Z  F  P
K  Q  U  A  C  K  S  J  N  Y  K  R  I  U  Q
Y  U  T  V  F  I  L  A  Z  E  U  Q  U  A  D
R  Z  E  G  L  F  A  C  G  Q  U  I  T  C  H
B  M  A  T  B  E  S  U  V  P  O  Q  F  Z  Y
Z  E  F  E  Y  E  H  H  Q  U  I  P  P  Y  J
K  Q  J  Y  U  B  Q  C  U  P  P  I  U  Q  Z
X  Q  U  K  M  Q  U  A  I  G  H  G  Q  K  H
J  Q  U  A  G  G  Y  Q  Q  U  O  K  K  A  K
L  U  M  A  L  R  E  K  A  U  Q  H  L  S  Q
Y  A  O  Q  K  M  Z  D  C  R  Q  B  A  N  Q
N  R  Y  B  L  E  Y  K  V  A  P  B  M  U  S
L  T  V  Y  U  K  D  A  H  T  U  I  V  I  Q
J  Z  T  Z  T  W  A  G  G  A  U  Q  K  U  H
```

QIVIUT	QUAKED	QUICKS
QUACKS	QUAKER	QUIFFS
QUACKY	QUALMY	QUIPPU
QUAFFS	QUARTZ	QUIPPY
QUAGGA	QUBYTE	QUIRKY
QUAGGY	QUEAZY	QUITCH
QUAHOG	QUENCH	QUOKKA
QUAICH	QUEZAL	
QUAIGH	QUICHE	

Puzzle #9

7 LETTER WORDS THAT BEGIN WITH

```
L A H P M Y N A B B I N G C N
E K A Q N U M B I N G O X F Z
N U T P I C K I S E L Z Z U N
A B A G Q D G O L R Z Z Y P Y
F H S G N B E N K M I L T M M
O J H N N I B L I C K E D N P
O R A D X I K T Z K I S V U H
R M E L E E K C S Z C P F D O
N E G Z G H H C I E U E T N S
Y T L N N N Z T O N H N N I M
M O Z Z I O I D R N I Z H C N
P H L I Z P N B U A Q O D K R
H V R T C U P H B N N L I U H
E A H P M Y N A X I R N D G N
T W N E W M O W N O N J U R Y
```

NABBING	NOCKING	NUZZLED
NAPPING	NONJURY	NUZZLER
NARTHEX	NONZERO	NUZZLES
NECKING	NOZZLES	NYMPHAE
NEWMOWN	NUDNICK	NYMPHAL
NIBBING	NUDZHED	NYMPHET
NIBLICK	NUDZHES	NYMPHOS
NICKING	NUMBING	
NITPICK	NUTPICK	

WORDS THAT BEGIN WITH S

```
V  S  E  K  P  D  Q  S  E  C  U  R  I  T  Y
Z  S  E  T  L  A  R  E  V  E  S  U  D  X  A
U  J  E  I  Q  L  R  C  S  O  G  E  T  V  Q
D  N  S  R  R  Z  T  T  K  B  S  J  I  P  P
L  N  C  C  V  E  K  I  L  O  O  H  C  S  R
N  Z  O  F  I  I  S  O  S  E  X  U  A  L  X
A  E  R  C  H  E  C  N  E  I  C  S  W  H  B
D  N  E  S  E  N  N  E  A  P  U  V  E  S  W
R  H  S  S  R  S  T  T  S  U  O  I  R  E  S
V  A  N  E  X  X  I  A  I  E  T  O  C  N  M
W  O  C  E  N  O  S  A  E  S  R  G  K  I  Y
F  L  E  M  V  S  C  E  V  S  T  V  D  O  X
O  I  D  C  T  E  E  W  X  E  E  I  E  R  D
Z  N  T  D  W  K  S  V  S  E  T  L  I  J  J
O  U  G  Z  N  F  G  Q  Z  K  S  I  L  K  C
```

SCHOOL	SECURITY	SERIOUS
SCIENCE	SEE	SERVE
SCIENTIST	SEEK	SERVICE
SCORE	SEEM	SET
SEA	SELL	SEVEN
SEASON	SEND	SEVERAL
SEAT	SENIOR	SEX
SECOND	SENSE	SEXUAL
SECTION	SERIES	

Puzzle #11

WORDS THAT BEGIN WITH M

```
M E E T I N G K W O Z G I J P
E P M M J C L X H V K F L N D
A K N T L Z T R F T Y Q N Z D
S M A I T T N E M E G A N A M
U E O M A C H I N E J I M M E
R M S N A M Y C P I A F R A D
E B O M A N A G E R Z W K I I
L E Y T I R O J A M M A O N A
Q R K L E Q A R O Q A C G T E
Y M L J A K A U Y R T Y N A M
U A N A C C R W M U E L R I M
D Y M A R R I A G E R T H N Q
R B L E E O C D M W I D T U S
V E Z O O M T E E M A Z B A R
X Y I T Y R O M E M L D A G M
```

MACHINE	MANAGEMENT	MEAN
MAGAZINE	MANAGER	MEASURE
MAIN	MANY	MEDIA
MAINTAIN	MARKET	MEDICAL
MAJOR	MARRIAGE	MEET
MAJORITY	MATERIAL	MEETING
MAKE	MATTER	MEMBER
MAN	MAY	MEMORY
MANAGE	MAYBE	

EVEN MORE WORDS THAT BEGIN WIT

```
Y  F  U  N  I  V  E  R  S  I  T  Y  M  E  F
K  L  Z  R  I  D  W  U  N  L  I  K  E  L  T
R  W  E  P  W  T  E  L  N  W  P  P  G  R  B
I  W  E  T  F  E  Q  T  I  L  O  R  A  U  F
Z  S  K  J  A  G  U  N  I  T  E  N  E  Z  G
Y  P  P  A  H  N  U  Q  R  N  N  S  K  Y  O
Y  K  C  U  L  N  U  M  I  C  U  U  S  N  L
U  N  I  M  P  O  R  T  A  N  T  K  U  X  U
N  S  Z  V  N  O  S  M  R  R  U  I  M  J  I
L  W  F  H  P  H  U  N  R  O  B  X  N  V  O
O  W  C  U  N  K  I  N  D  O  F  B  L  U  G
A  E  U  Y  L  D  N  E  I  R  F  N  U  Q  Y
D  U  N  S  T  E  A  D  Y  O  U  I  U  C  C
U  N  I  V  E  R  S  E  M  A  N  S  N  F  D
N  U  N  T  I  D  Y  L  E  K  I  L  N  U  Y
```

UNFORTUNATELY	UNITE	UNLIKELY
UNFRIENDLY	UNITED	UNLOAD
UNHAPPY	UNIVERSE	UNLUCKY
UNIFORM	UNIVERSITY	UNSTEADY
UNIMPORTANT	UNKIND	UNTIDY
UNION	UNKNOWN	UNTIL
UNIQUE	UNLESS	
UNIT	UNLIKE	

7 LETTER WORDS THAT START WITH

```
Z Y Z Z Y V A H D W Q T R F C
Z C I T O M Y Z S E O X C T F
L G N I K N O Z Z E L B Z A N
O D C B T N B S Z E L Z G Z S
T I I A S I I P D E L Z Z J L
Y S N G C R Z H S E M K Z I P
C I G Z A D D I C K K S O I Z
H Z Z A P P I N G C C C T V Z
D Y E G Z Z S Z Z G E E N V A
M M M G N G O R I I I Z B I O
X U S I Q I I M Y N N N Q E Z
I R T N O H P Z B H K C G M Z
R G V G V M L P W I P I I C J
M Y A F X S P N I D F E F F M
C G R N E G O M Y Z G Y Z Y Y
```

ZADDICK	ZIGGING	ZLOTYCH
ZAGGING	ZIGZAGS	ZOMBIFY
ZAPPING	ZINCIFY	ZONKING
ZEBECKS	ZINCING	ZYMOGEN
ZECCHIN	ZINCKED	ZYMOTIC
ZELKOVA	ZINKIFY	ZYMURGY
ZEMSTVA	ZIPPING	ZYZZYVA
ZEMSTVO	ZIZZLED	
ZEPHYRS	ZIZZLES	

MORE WORDS THAT BEGIN WITH T

```
R  K  U  R  E  V  O  E  K  A  T  O  A  X  O
N  T  C  N  W  W  C  F  O  T  A  P  T  A  Q
E  A  A  A  W  M  N  D  G  Y  L  B  Q  U  L
Y  L  B  Y  B  O  X  X  H  Q  L  P  F  Z  Y
Y  K  K  C  J  E  D  A  L  S  A  A  S  F  C
Z  E  G  C  F  P  K  E  R  B  H  J  Y  I  G
T  T  F  T  A  F  I  A  K  E  O  W  E  C  D
T  A  B  L  E  T  O  X  T  A  H  H  R  X  H
A  B  S  Z  Q  A  N  E  A  E  T  C  U  C  U
K  L  T  K  W  I  C  O  K  T  G  X  A  F  P
E  E  A  A  O  L  Z  H  E  A  M  R  T  E  W
A  C  K  K  P  H  E  K  I  K  T  E  A  E  T
W  X  E  A  X  E  U  A  N  P  A  T  X  T  Q
A  M  U  Y  T  L  G  H  I  A  Z  T  G  R  E
Y  D  P  X  D  L  J  E  Q  H  T  A  S  T  E
```

TABLE	TAKE OFF	TARGET
TABLET	TAKE ON	TASK
TACKLE	TAKE OVER	TASTE
TAIL	TAKE UP	TAX
TAKE	TALK	TAXI
TAKE AWAY	TALL	TEA
TAKE BACK	TANK	TEACH
TAKE DOWN	TAP	TEACHER
TAKE IN	TAPE	

MORE WORDS THAT BEGIN WITH A

```
K  W  A  Z  C  E  W  W  U  T  B  R  N  J  C
I  U  G  H  C  D  E  G  A  D  E  R  Z  J  A
K  E  V  I  S  S  E  R  G  G  A  A  Z  V  W
X  P  X  C  T  R  O  P  R  I  A  E  T  S  W
Z  K  E  A  L  A  R  M  E  D  W  I  H  N  E
A  F  M  T  N  E  M  E  E  R  G  A  N  A  I
A  I  R  C  R  A  F  T  E  R  W  A  R  D  S
G  Z  A  B  M  F  V  D  I  A  R  F  A  L  T
A  F  F  E  C  T  I  O  N  D  R  O  F  F  A
I  C  T  G  J  E  N  T  B  R  I  A  F  F  A
N  A  E  F  U  R  T  E  O  G  S  F  E  L  G
S  I  R  W  A  N  I  O  G  U  X  R  C  G  O
T  S  A  M  M  O  V  A  L  A  R  M  T  K  A
F  B  I  N  P  O  E  G  P  B  I  H  U  B  I
K  L  A  G  E  N  C  Y  M  K  G  M  T  H  D
```

AFFAIR	AGAINST	AHEAD
AFFECT	AGE	AID
AFFECTION	AGED	AIM
AFFORD	AGENCY	AIR
AFRAID	AGENT	AIRCRAFT
AFTER	AGGRESSIVE	AIRPORT
AFTERNOON	AGO	ALARM
AFTERWARDS	AGREE	ALARMED
AGAIN	AGREEMENT	

Puzzle #16

WORDS THAT BEGIN WITH P

U	G	Q	H	H	R	D	L	S	H	Y	M	K	V	A
Z	U	L	N	R	Y	N	I	A	P	N	A	G	F	L
P	P	J	M	G	E	I	D	P	N	A	U	A	L	F
E	P	A	F	D	N	N	T	B	E	O	H	Q	J	T
R	R	A	R	I	O	I	T	N	U	R	S	R	I	V
F	A	E	R	T	M	I	T	R	E	T	S	R	E	L
O	P	L	E	T	I	R	R	N	A	R	I	O	E	P
R	U	M	U	L	I	C	O	E	I	P	A	I	N	P
M	R	I	T	C	P	C	U	F	P	A	A	P	T	P
A	P	E	O	Y	I	O	I	L	R	G	P	R	T	W
N	P	H	C	O	S	T	E	P	A	E	S	A	T	J
C	A	U	O	A	W	F	R	P	A	R	P	S	S	Y
E	F	B	T	N	E	I	T	A	P	N	L	A	D	S
F	C	E	Z	D	E	P	F	S	P	O	T	Y	P	S
E	I	R	N	H	N	R	E	T	T	A	P	A	Y	W

PAGE	PARTNER	PER
PAIN	PARTY	PERFORM
PAINTING	PASS	PERFORMANCE
PAPER	PAST	PERHAPS
PARENT	PATIENT	PERIOD
PART	PATTERN	PERSON
PARTICIPANT	PAY	PERSONAL
PARTICULAR	PEACE	PHONE
PARTICULARLY	PEOPLE	

WORDS THAT BEGIN WITH O

```
Z  H  A  A  O  I  L  Y  E  D  I  S  T  U  O
L  I  H  P  M  F  R  U  C  C  O  K  O  W  B
U  Y  R  V  N  T  F  E  Z  H  X  F  F  U  Y
W  C  L  H  R  E  C  I  F  F  O  E  F  S  J
T  N  C  N  T  E  T  H  C  F  X  P  I  B  W
T  M  O  V  O  Z  E  F  A  E  O  G  C  N  X
J  J  V  I  D  E  C  N  O  P  E  N  I  T  O
B  N  A  U  T  T  U  O  O  T  A  D  A  X  F
G  N  O  G  C  A  R  T  T  P  N  R  L  M  C
U  D  O  R  D  E  R  H  B  M  T  O  W  O  V
X  R  E  N  W  O  V  E  R  Z  K  I  B  E  W
B  E  V  F  Y  E  I  R  P  Y  R  U  O  A  P
I  J  M  E  D  R  E  S  P  O  B  I  Y  N  L
A  I  N  O  I  T  A  Z  I  N  A  G  R  O  W
O  P  P  O  R  T  U  N  I  T  Y  M  X  G  E
```

OCCUR	ONCE	ORGANIZATION
OFF	ONE	OTHER
OFFER	ONLY	OTHERS
OFFICE	ONTO	OUR
OFFICER	OPEN	OUT
OFFICIAL	OPERATION	OUTSIDE
OFTEN	OPPORTUNITY	OVER
OIL	OPTION	OWNER
OLD	ORDER	

WORDS THAT BEGIN WITH W

```
E G U E K Y V W T R H D T R J
A M V Q R P W H Q H A V L M D
W J E U S N V O G C G E Q H E
L K M X G D R L Y X Z I W V Y
X Y E W H A T E V E R K E E W
J O Y E L N J E T I H W L W I
Y P D A W P O O T S L G R A K
Q T X G W E J P V F E L L A W
Y H B R R A S U A H Y W E O W
V T O Y J E N T S E H W A W F
I F A N E G T T W D W B T H G
W K Y H L R B A I M R N D I Q
F Y R Z W H E N W A T C H C L
O M H H T P S H O H W V A H W
C C R E H T E H W H I L E D V
```

WAIT	WEAR	WHERE
WALK	WEEK	WHETHER
WALL	WEIGHT	WHICH
WANT	WELL	WHILE
WAR	WEST	WHITE
WATCH	WESTERN	WHO
WATER	WHAT	WHOLE
WAY	WHATEVER	
WEAPON	WHEN	

5 LETTER WORDS THAT START WITH

```
Y  N  R  V  J  D  S  G  N  I  Z  O  O  K  S
Z  G  A  V  U  D  V  F  R  H  F  E  B  J  P
I  I  N  Q  W  A  P  T  R  O  N  P  P  G  M
Z  A  M  I  A  Z  N  A  Z  A  P  P  Y  O  C
I  I  R  D  Z  T  S  E  X  A  Z  A  Y  I  N
T  P  N  J  T  V  X  U  Z  E  B  R  A  B  V
C  Q  Q  C  F  G  C  A  B  A  B  C  Z  K  M
Z  O  T  B  Y  X  R  J  W  E  Z  I  L  C  H
I  O  F  B  N  D  Q  J  X  G  Z  E  C  F  O
N  B  N  E  B  F  P  F  F  G  I  O  R  R  A
C  M  E  K  I  B  M  O  Z  P  B  H  V  K  H
S  E  O  B  S  I  I  D  I  B  E  U  O  V  S
L  I  B  E  N  I  Z  I  P  K  T  C  T  R  O
Z  Y  M  E  S  T  M  E  P  X  X  I  V  G  Q
O  O  O  C  Z  I  N  K  Y  M  S  Y  O  T  Z
```

ZAMIA	ZEBUS	ZINKY
ZANZA	ZERKS	ZIPPY
ZAPPY	ZIBET	ZIZIT
ZARFS	ZILCH	ZOMBI
ZAXES	ZINCS	ZONKS
ZAYIN	ZINCY	ZOOKS
ZAZEN	ZINEB	ZYMES
ZEBEC	ZINGS	
ZEBRA	ZINGY	

MORE WORDS THAT BEGIN WITH C

```
K A C A M P I N G I A P M A C
D C A N N O T H W R F D A M I
E T A D I D N A C O P C H E T
G J K C A L L F O R D U W P I
W C N C A L L O F F P M I K K
C I A O D B G A T G D W L C R
A Z A K I Z I Y T I C A P A C
N Z K X E T W N A I M N O L C
C A L C U L A T E V P B P M C
E A X N A M B L X T U A N L A
L U L S P B L A U B G Q C Y M
N P L L Q P L A C C A L L U P
C A P A B L E L C A L L E D X
S Q W C A M E R A J C A N D Y
J W E P S R C A N C E R C U D
```

CABINET	CALL UP	CANCEL
CABLE	CALLED	CANCER
CAKE	CALM	CANDIDATE
CALCULATE	CALM DOWN	CANDY
CALCULATION	CALMLY	CANNOT
CALL	CAMERA	CAPABLE
CALL BACK	CAMP	CAPACITY
CALL FOR	CAMPAIGN	CAPITAL
CALL OFF	CAMPING	

4 LETTER WORDS THAT START WITH
Puzzle # 1

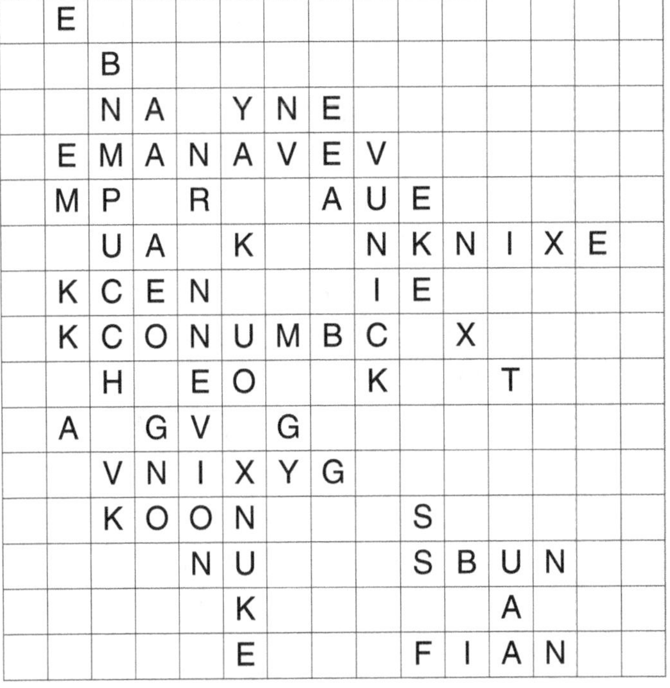

WORDS THAT BEGIN WITH L
Puzzle # 2

OTHER WORDS THAT BEGIN WITH S
Puzzle # 3

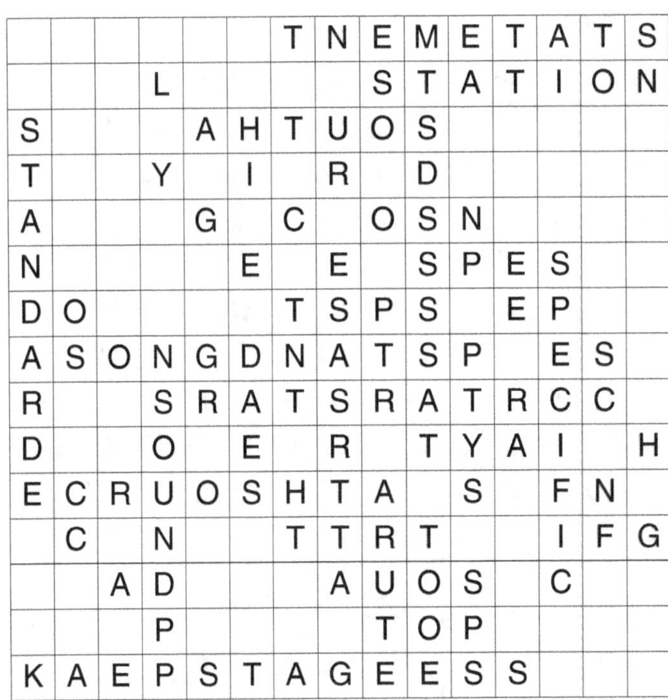

OTHER WORDS THAT BEGIN WITH T
Puzzle # 4

OTHER WORDS THAT BEGIN WITH W
Puzzle # 5

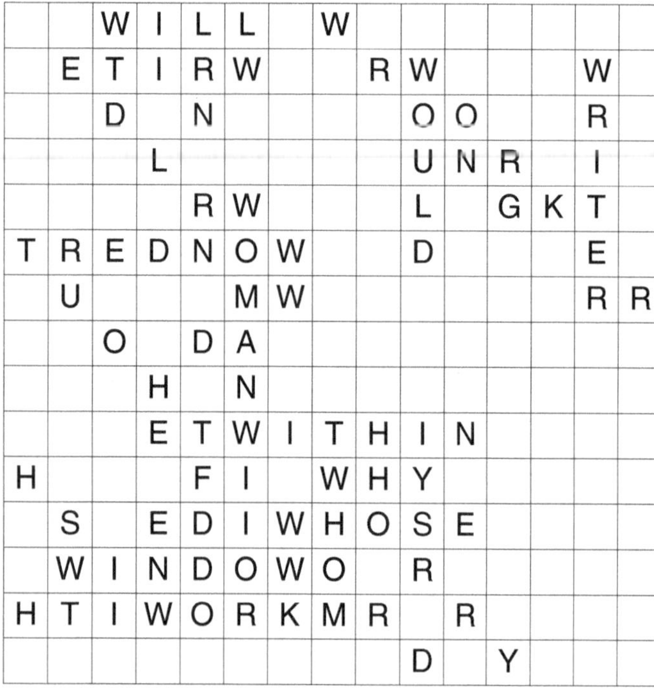

5 LETTER WORDS THAT START WITH
Puzzle # 6

MIXED WORDS THAT BEGIN WITH T,
Puzzle # 7

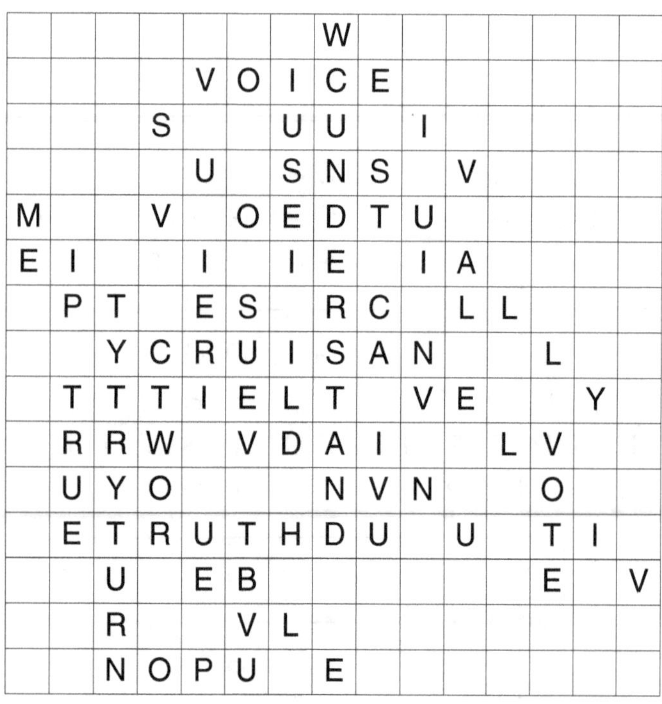

6 LETTER WORDS THAT BEGIN WITH
Puzzle # 8

7 LETTER WORDS THAT BEGIN WITH
Puzzle # 9

```
L A H P M Y N A B B I N G
    N U M B I N G O
N U T P I C K   S E L Z Z U N
    G   D G           Z       Y
    G N   E N K         L       M
O   N I B L I C K E     N P
  R D X I K   Z K I S     U H
R E   E E K C S Z C P     D O
N E G Z G H H C I E U E T N S
Y   L N N N Z T O N H N N I
M   Z I O I D R N   Z   C N
P     Z P N B U A       D K
H     U P   B N N       U
E A H P M Y N A     I       N
T   N E W M O W N O N J U R Y
```

WORDS THAT BEGIN WITH S
Puzzle # 10

```
  S           S E C U R I T Y
  S E   L A R E V E S
    E I       C
D   S R R       T
N C C V E   I L O O H C S
  O   I I S O S E X U A L
E R C   E C N E I C S
D N E S E   N E A       E S
  S S   S T T S U O I R E S
  N E       A I E         N M
    E N O S A E S R       I
      V S   E   S T V     O
        E E   X E E     E R
        S   S E T L
            K       L
```

WORDS THAT BEGIN WITH M
Puzzle # 11

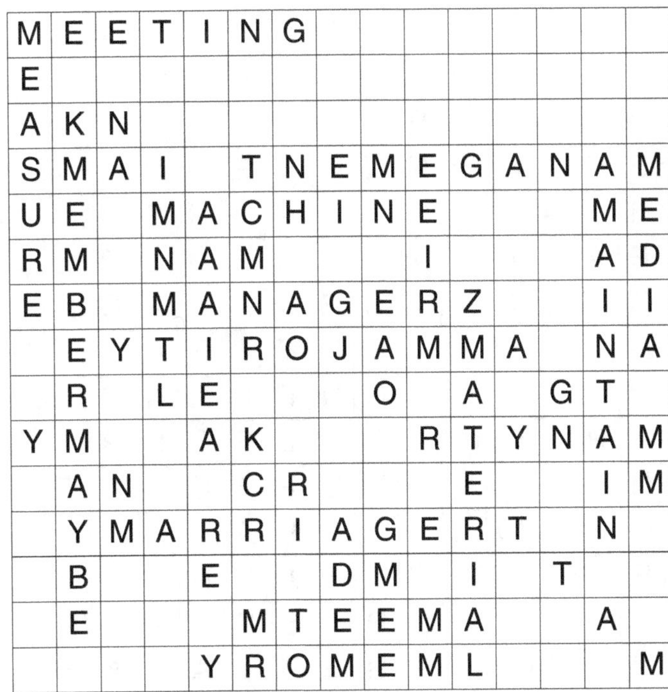

```
M E E T I N G
E
A K N
S M A I   T N E M E G A N A M
U E   M A C H I N E       M E
R M   N A M       I       A D
E B   M A N A G E R Z     I I
  E Y T I R O J A M M A   N A
  R   L E     O   A G T
Y M     A K     R T Y N A M
A N       C R       E   I M
  Y M A R R I A G E R T   N
  B     E     D M   I   T
  E       M T E E M A     A
      Y R O M E M L       M
```

EVEN MORE WORDS THAT BEGIN WIT
Puzzle # 12

```
Y   U N I V E R S I T Y
    L     D   U N L I K E
      E     E L N W
      T   E   T I L O
        A   U N I T E N
Y P P A H N U Q   N N S K
Y K C U L N U   I   U U S N
U N I M P O R T A N T       U
N           M R   U I
L           U   R O     N
O     U N K I N D O F     U
A       Y L D N E I R F N U
D U N S T E A D Y O     I U
U N I V E R S E       N   N
  U N T I D Y L E K I L N U
```

7 LETTER WORDS THAT START WITH
Puzzle # 13

Z	Y	Z	Z	Y	V	A		D						
Z	C	I	T	O	M	Y	Z	S	E					
L	G	N	I	K	N	O	Z	Z	E	L				
O		C			N			Z	E	L	Z			
T		I				I		D	E	L	Z	Z		
Y	S	N				Z	H	S	E	M	K	Z	I	
C		G	Z	A	D	D	I	C	K	K	S	O	I	Z
H	Z	Z	A	P	P	I	N	G	C	C	C	T	V	Z
	Y	E	G	Z	Z	S	Z	Z	G	E	E	N	V	A
	M	M	G	N	G	O	R	I	I	I	Z	B	I	O
	U	S	I		I	I	M	Y	N	N	N		E	Z
	R	T	N			P	Z	B	H	K	C	G		Z
	G	V	G				P		I	P	I	I		
	Y	A						I		F	E	F	F	
			N	E	G	O	M	Y	Z		Y	Z	Y	Y

MORE WORDS THAT BEGIN WITH T
Puzzle # 14

	K		R	E	V	O	E	K	A	T				
	T	C	N							A				
E	A		A	W						L				
	L			B	O					L				
	K	K			E	D								
			C	F		K	E	R						
T	T		T	A	F	I	A	K	E					
T	A	B	L	E	T	O	X	T	A	H				
A	B	S			A	N	E	A	E	T	C			
K	L	T	K		I	C	O	K	T	G		A		
E	E	A	A		L		H	E	A		R	T	E	
A		K		P			K	I	K	T		A	E	T
W		E	A		E			N	P	A	T	X	T	
A		U		T						A		T		
Y		P								T	A	S	T	E

MORE WORDS THAT BEGIN WITH A
Puzzle # 15

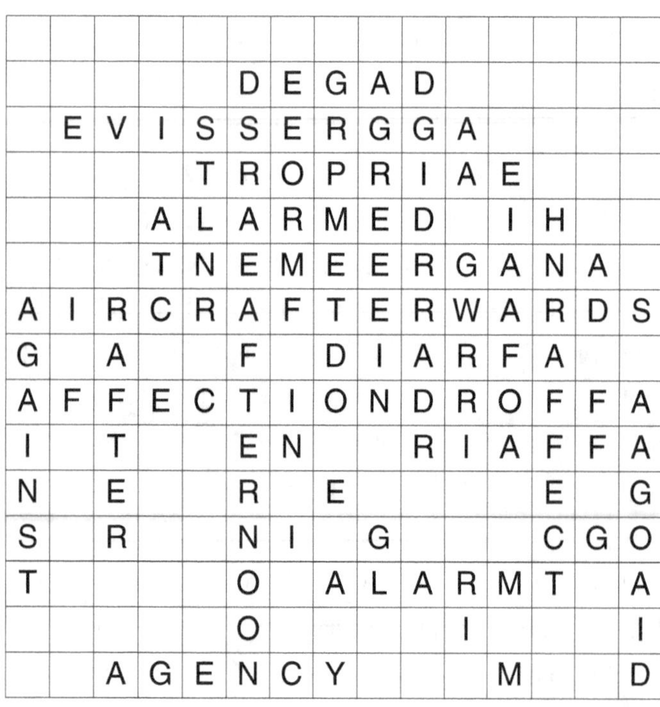

					D	E	G	A	D					
	E	V	I	S	S	E	R	G	G	A				
					T	R	O	P	R	I	A	E		
			A	L	A	R	M	E	D			I	H	
			T	N	E	M	E	E	R	G	A	N	A	
A	I	R	C	R	A	F	T	E	R	W	A	R	D	S
G		A			F		D	I	A	R	F	A		
A	F	F	E	C	T	I	O	N	D	R	O	F	F	A
I		T			E	N			R	I	A	F	F	A
N		E			R		E					E		G
S		R			N	I		G				C	G	O
T					O		A	L	A	R	M	T		A
					O						I			I
		A	G	E	N	C	Y				M			D

WORDS THAT BEGIN WITH P
Puzzle # 16

								L	S					
			R					A	P					
P	P				G	E			P	N	A			
E	P	A		D	N	N	T		E	O	H			
R		A	R		O	I	T	N			R	S	R	
F	A		R	T	M	I	T	R	E			S	R	E
O		L	E	T	I	R	R	N	A	R		O	E	P
R			U	L	I	C	O	E	I	P	A	I	N	P
M				C	P	C	U	F	P	A	A	P		
A	P	E			I	O	I	L	R	G	P	R		
N		H	C			T	E	P	A	E			A	T
C				O	A		R	P	A	R	P		S	Y
E			T	N	E	I	T	A	P	N	L	A		S
						E	P		S	P		T	Y	P
						N	R	E	T	T	A	P	A	Y

WORDS THAT BEGIN WITH O
Puzzle # 17

WORDS THAT BEGIN WITH W
Puzzle # 18

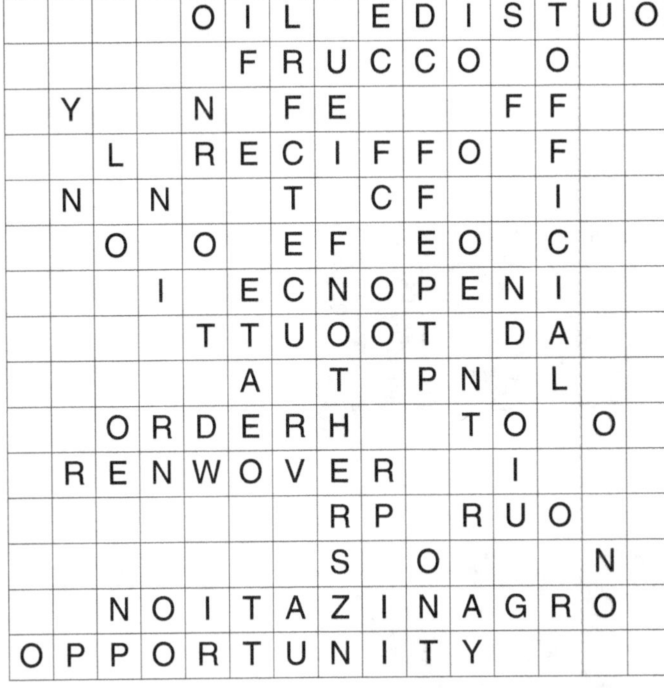

5 LETTER WORDS THAT START WITH
Puzzle # 19

MORE WORDS THAT BEGIN WITH C
Puzzle # 20

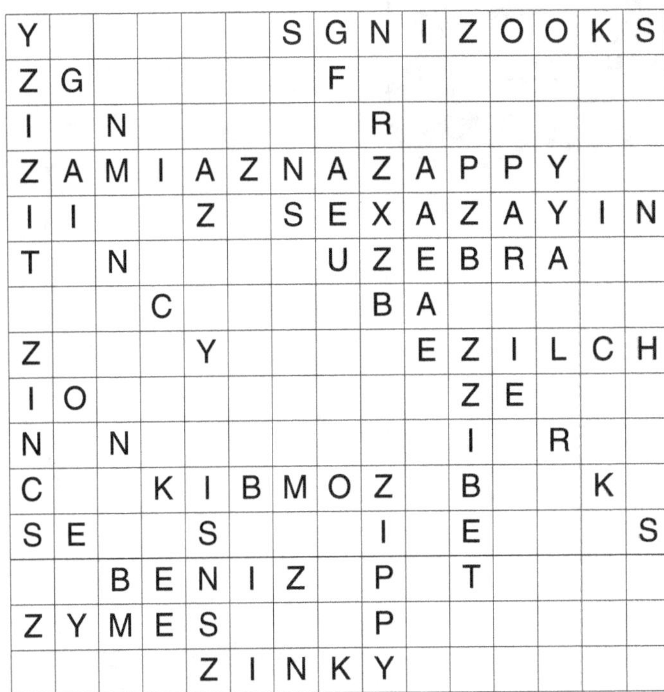

NUMBER SEARCH GAMES

FIND THE NUMBERS

```
4  9  0  2  1  9  6  2  2  9  6  1  8  3  4
9  6  8  3  6  4  2  1  7  4  2  0  5  4  0
3  2  4  4  8  8  1  9  4  0  1  4  5  3  2
7  3  4  2  7  2  2  8  3  1  3  8  4  1  9
5  3  0  1  3  1  0  0  5  4  1  3  8  4  0
7  8  5  4  4  0  8  2  8  0  1  8  2  8  5
1  0  2  4  1  7  0  4  4  4  4  1  3  7  4
7  6  4  5  3  4  8  2  5  4  8  1  0  0  9
4  2  4  8  7  0  4  3  5  3  6  5  0  4  1
0  5  0  5  9  4  6  7  0  0  0  1  4  0  7
1  0  2  5  0  7  3  7  1  6  3  0  0  7  5
5  1  1  6  2  9  0  4  4  8  8  0  5  1  0
3  1  1  4  5  4  6  6  1  2  3  7  0  2  2
5  4  8  4  3  8  9  1  4  1  2  4  4  4  0
4  0  5  4  7  2  4  7  9  3  4  2  6  4  1
```

20283	2418884	5003548174
30520	6438174	58257434114
241478	7401143	243974274504
478603	48970643	
1038114	54306742	
001405814	683642174	

FIND THE NUMBERS

5	2	6	6	4	7	6	9	8	4	7	7	4	5	1
2	1	8	9	0	3	0	1	4	2	1	0	7	3	8
8	0	3	0	8	7	0	4	0	7	6	8	5	0	3
0	8	0	7	4	3	0	4	7	2	9	3	9	9	3
4	8	3	4	7	7	7	6	1	7	6	1	3	6	4
2	9	3	0	1	0	4	0	7	2	4	1	8	8	8
2	4	4	6	5	2	9	1	4	3	2	3	7	2	3
2	0	1	0	7	3	0	8	2	1	4	4	4	1	5
0	0	8	2	9	7	4	1	9	6	0	1	0	8	0
7	0	3	9	0	8	2	7	4	7	7	2	4	7	3
9	2	4	6	4	4	2	4	4	1	0	4	0	7	9
7	3	7	7	1	1	8	2	2	3	7	1	3	1	4
4	2	1	9	9	8	5	1	5	4	4	0	9	8	1
3	0	2	7	4	7	8	4	0	8	2	6	2	5	9
8	2	5	3	8	1	1	8	7	5	4	4	9	8	2

14210738	7067341474	280422207974
107989077	9445781183	280474126743
303341834	28048747203	547748967466
704221403	64347435038	
704774348	183348350394	
1102014073	207141021400	

FIND THE NUMBERS

4	7	0	2	7	8	9	0	8	8	1	6	1	0	4
3	2	7	2	0	8	0	0	2	0	1	0	8	3	3
7	7	8	0	0	9	4	8	1	2	6	4	7	0	5
3	0	1	0	6	5	0	1	9	3	0	2	8	3	0
8	0	7	3	4	4	8	2	0	5	8	8	1	8	7
9	1	5	8	0	4	8	3	4	8	4	8	0	0	7
8	0	7	9	9	0	0	1	6	1	0	2	2	1	4
4	2	9	4	8	0	5	6	4	8	0	0	2	2	4
7	1	8	7	8	9	7	4	0	9	8	8	7	0	4
3	8	6	9	1	3	6	0	6	4	0	2	4	6	8
8	3	4	2	0	2	0	7	5	4	6	9	9	6	0
6	8	0	2	1	0	7	8	8	5	0	0	4	2	2
1	2	7	3	4	8	1	5	5	0	0	8	9	2	0
8	7	4	2	8	3	0	1	9	3	4	8	2	3	0
8	0	3	4	5	8	3	6	0	5	5	4	0	7	8

0020108	0224598	0546408
0038947	0227494	0550709
0080148	0241084	0551843
0110098	0249094	0554078
0202438	0278908	0604408
0205836	0303801	0638543
0210788	0328439	0640988
0218382	0382478	0774448
0220801	0384718	

FIND THE NUMBERS

9	5	5	8	3	9	5	2	6	4	2	4	8	8	5
3	9	2	4	9	0	5	0	7	0	1	5	4	9	0
6	3	1	4	9	8	0	0	8	4	1	2	5	4	8
4	9	2	0	9	0	3	9	7	8	2	9	3	2	8
1	7	7	6	4	9	2	4	8	2	4	0	4	6	5
4	8	1	7	2	4	4	2	7	2	7	3	4	9	4
7	1	5	4	4	0	1	7	4	0	0	8	6	0	7
1	0	3	4	9	9	4	4	2	2	7	1	0	4	9
4	2	0	3	9	8	7	1	7	0	5	4	6	2	7
4	0	9	2	0	4	4	0	0	1	4	4	0	6	4
0	9	4	8	9	4	0	7	7	2	9	2	0	3	2
8	8	8	2	6	0	1	7	5	2	9	9	2	0	9
3	4	0	7	4	0	5	3	8	3	3	7	7	3	4
6	3	6	6	6	5	0	1	8	8	7	0	4	3	2
1	0	2	4	1	0	3	0	7	4	2	3	3	2	2

01402	2707947	50885479
103074	8314033	240274994
144064	08727059	508843647
748941	9407882	674432827
949106	10209843	898347074
1044147	27420409	41471440836
2422094	30098201	

Puzzle #5

FIND THE NUMBERS

```
6  4  0  2  2  3  3  0  7  8  8  7  5  3  5
8  4  1  4  3  3  0  4  8  9  0  4  9  0  5
1  5  8  3  3  7  2  5  7  4  7  6  7  2  3
2  5  8  1  7  4  3  2  4  5  9  0  2  4  3
9  5  3  5  6  9  1  5  7  2  6  4  4  7  0
3  0  7  1  4  0  3  2  2  0  0  1  6  4  5
4  8  0  7  1  7  5  5  4  0  7  8  7  6  9
5  3  3  5  0  3  1  1  0  3  1  4  9  2  2
5  6  3  9  8  4  6  5  9  1  4  0  0  4  2
2  7  7  4  4  3  4  1  7  8  4  7  5  5  3
3  3  4  6  0  4  3  9  2  3  0  1  9  9  3
6  9  3  0  7  2  0  1  8  8  0  3  5  4  4
3  1  1  3  3  0  0  7  2  7  7  1  3  2  6
6  4  2  4  5  0  4  1  4  1  8  1  4  5  2
3  3  6  4  0  1  2  6  5  7  6  5  6  3  3
```

40797	7887033	587894407
208943	9440747	841433048
509409	74724097	8837033743
5102043	74907343	
5748714	418141405	

FIND THE NUMBERS

4 3 4 8 9 0 1 1 0 8 2 9 2 1 2
5 8 4 0 3 3 3 4 8 8 3 9 7 0 4
4 7 9 4 5 5 8 1 8 2 4 6 4 2 0
3 6 9 3 3 4 9 8 0 7 2 7 3 0 7
4 1 5 4 0 0 8 7 4 5 4 4 6 1 3
9 3 3 2 7 1 7 9 4 1 8 0 5 9 8
7 5 1 8 7 0 4 2 1 8 9 3 0 8 3
8 4 1 4 8 9 4 0 4 0 8 8 1 5 6
6 3 0 8 0 4 4 7 9 7 4 3 1 1 3
9 8 3 8 0 6 0 8 9 7 7 6 4 8 4
0 7 6 4 5 1 5 8 8 4 8 0 4 4 8
2 0 6 3 8 5 4 4 4 4 9 4 5 3 9
1 7 8 7 4 7 0 5 7 4 7 3 2 9 7
9 5 4 6 8 5 5 4 4 1 9 5 0 4 4
7 2 5 8 3 8 6 0 8 9 8 4 8 5 7

0608389	4543497	67403836
2063854	5039497	81855497
2477059	5081497	140978424
2708943	5478004	801109843
3424898	5784338	840333488
3489747	7407497	2019851843
3884084	24073836	2743650114
4342848	57488497	8386089848

FIND THE NUMBERS

```
3  5  3  1  2  6  8  6  2  2  1  2  1  0  5
8  8  0  7  7  1  4  0  5  1  9  8  5  2  5
8  4  2  5  5  8  2  4  2  5  2  4  9  3  2
0  8  1  4  7  7  9  1  5  8  3  6  9  0  6
5  8  3  7  1  5  8  8  4  2  1  4  0  1  2
7  7  4  0  1  4  3  3  1  2  8  3  3  2  2
8  4  9  1  8  0  8  0  2  4  0  2  5  3  6
8  6  8  7  8  1  8  1  6  4  1  4  4  7  5
2  4  0  7  7  1  4  1  0  3  8  3  7  0  0
8  1  6  3  4  2  4  7  0  9  4  8  1  0  3
1  2  0  0  5  9  7  1  5  9  0  3  0  1  1
1  7  8  7  4  4  8  4  8  4  0  3  3  1  2
0  1  3  2  3  4  0  0  6  1  8  3  3  4  5
1  6  3  3  1  5  3  7  6  8  8  7  0  7  5
8  1  0  5  6  4  0  0  1  0  7  0  6  2  1
```

30428	382414	4574180
41814	418180	4710330
54071	478030	6041830
54334	574414	57832488
60443	608330	60894784
60833	3090180	578828110
341047	3090184	

FIND THE NUMBERS

```
5 8 5 4 7 4 1 4 7 2 4 7 4 4 2
1 0 7 7 4 3 1 0 8 3 4 8 9 0 3
8 1 4 7 3 7 1 3 3 1 4 9 2 2 9
3 4 4 3 4 4 7 7 4 0 7 9 7 7 5
2 8 1 8 9 5 8 1 2 7 8 1 6 4 9
1 4 3 9 8 9 7 2 9 7 3 1 5 0 7
7 7 3 3 9 4 1 5 4 4 5 1 7 8 2
4 1 6 0 6 4 3 6 4 0 9 1 8 8 6
6 0 0 5 2 4 8 1 5 1 6 7 8 7 3
2 3 7 9 7 4 5 4 0 4 4 0 2 4 2
8 9 8 2 6 8 2 3 1 3 6 2 9 6 5
8 8 4 8 0 3 3 1 0 8 8 8 3 3 9
2 3 1 5 8 4 3 2 0 6 0 2 6 8 7
1 8 4 6 9 7 4 1 4 5 4 9 4 5 0
6 6 7 2 7 0 8 8 4 8 9 4 4 5 8
```

18598	544514	5783248
24203	708848	7401438
34434	788836	8499148
40797	894458	27813743
54797	944501	84710398
107743	1148843	54741472474
249747	3098438	

FIND THE NUMBERS

5 0 1 4 3 1 4 8 5 7 0 4 1 2 4
3 6 3 8 3 0 4 7 9 4 7 4 3 4 8
6 5 0 1 4 2 3 2 8 3 3 8 0 3 0
0 1 4 2 0 7 0 1 4 3 0 2 5 9 8
1 1 3 8 4 4 1 4 3 1 1 5 3 6 3
7 2 0 9 1 2 2 0 8 7 4 5 2 4 9
8 7 0 4 0 7 3 3 9 0 8 3 1 9 2
3 4 3 7 3 3 0 0 4 1 8 1 5 9 0
6 8 0 4 1 3 8 3 7 9 4 2 4 4 7
4 9 1 9 7 8 4 1 5 4 9 7 7 8 4
2 4 9 8 4 7 8 9 0 4 5 0 4 1 8
0 7 8 3 0 4 0 1 8 3 7 1 9 0 8
4 4 7 8 7 4 7 2 4 0 0 3 4 7 3
0 3 2 4 9 8 9 9 4 5 4 7 2 6 3
6 3 8 3 3 0 9 9 8 0 1 1 5 0 1

109147	7403836	549989423
0194430	7478744	0899033836
207743	8338030	2140758413
408943	17035473	6499481076
947434	20718814	8083920748
2748947	42547802	
3014884	57030183	
4812894	78364204	
7032420	142070143	

FIND THE NUMBERS

9	4	3	1	4	2	3	0	7	0	8	3	8	3	0
4	7	8	3	0	4	4	6	7	4	3	8	2	6	5
2	4	5	5	4	8	2	3	4	7	0	9	3	8	7
7	5	5	9	5	8	0	3	3	7	5	4	2	5	4
4	1	4	2	3	1	9	9	0	4	4	3	2	8	0
2	4	7	4	4	4	9	2	4	7	2	2	0	2	9
4	2	4	2	9	2	2	5	0	3	0	9	4	5	0
5	9	3	5	8	0	8	9	5	7	8	4	8	7	2
9	8	2	0	5	0	4	0	3	9	9	1	5	4	6
8	4	4	9	3	4	2	3	6	8	8	8	0	5	3
4	3	2	4	3	3	2	0	7	6	4	1	3	2	0
3	0	8	7	4	9	8	8	7	1	4	5	0	4	1
7	2	3	1	4	0	3	4	7	8	7	8	5	0	2
4	9	5	6	3	4	8	9	8	3	0	7	9	0	3
0	5	3	4	8	9	5	4	2	7	4	5	4	5	0

839074	788947803	3855474324
2018349	838070324	5472459843
6742474	0888632439	05548392439
24250947	970389843	7451429843
0554070324	1403478785	243897029843
742459843	2433429843	

Puzzle #11

FIND THE NUMBERS

```
9  0  9  2  4  4  5  3  1  5  2  1  2  8  4
1  7  0  3  4  3  0  5  5  4  7  2  5  4  7
4  9  0  1  4  2  7  2  2  0  2  0  0  5  8
8  1  6  9  1  3  5  0  3  5  6  5  5  5  4
0  7  7  5  8  1  0  1  3  2  4  3  1  3  8
3  8  4  9  2  1  3  7  5  2  7  6  8  4  6
0  2  6  8  3  4  9  7  6  8  4  7  8  7  5
4  9  7  0  8  8  4  1  6  5  2  6  4  0  1
4  8  4  9  3  7  3  2  4  1  0  4  2  5  1
2  4  8  2  1  1  3  5  6  9  8  3  2  8  3
0  2  3  7  8  0  0  9  8  8  4  7  0  9  7
2  6  3  2  4  3  3  3  8  5  7  2  8  0  7
7  3  3  0  3  9  4  4  2  4  8  0  4  8  9
5  1  9  7  4  0  3  8  2  4  4  7  4  7  3
4  8  9  0  8  7  1  8  5  9  7  1  3  8  5
```

14489	0567034	05890878
43019	788478	74867943
70884	1783605	890871859
74889	4370324	
0310324	5742494	

FIND THE NUMBERS

```
0  1  1  1  9  0  2  7  0  3  3  0  1  0  8
5  9  3  1  4  5  7  8  8  9  9  4  2  8  1
7  0  0  8  3  2  8  5  7  4  3  3  2  0  9
8  0  2  2  6  0  1  8  4  4  7  4  5  7  7
8  4  2  9  1  5  4  0  9  4  4  6  4  7  3
3  1  0  0  0  0  9  7  4  5  1  6  7  3  1
6  5  7  1  8  2  6  9  9  2  2  4  8  7  0
0  1  7  5  1  3  4  3  0  7  0  6  8  2  3
5  1  0  1  8  3  4  8  4  2  0  9  0  7  2
0  5  6  0  7  2  0  2  4  1  3  7  3  5  0
7  4  3  2  2  4  0  8  4  2  4  3  2  4  9
0  5  4  6  0  0  5  0  8  4  0  7  0  0  4
2  3  1  1  3  7  6  4  7  8  3  8  9  2  8
0  0  1  5  2  8  0  3  5  5  0  6  8  4  6
9  0  2  3  0  8  7  4  1  8  8  7  1  1  6
```

103209	208342443	80103307209
187203	270797403	88147803209
944647	857433209	824998875413
2033209	5478803209	883605070209
7063411	8802484209	
142104209	10183484209	
143601209	70888031104	

FIND THE NUMBERS

```
0  4  0  5  7  4  7  1  4  1  0  2  6  5  0
3  6  3  0  4  3  8  0  1  4  8  8  7  2  4
9  2  4  6  7  4  1  4  3  3  0  2  9  8  2
5  5  4  1  1  8  0  6  3  4  9  5  8  4  4
0  4  3  0  0  9  4  3  0  8  9  3  4  6  2
2  2  2  2  4  6  4  3  4  2  4  7  3  3  0
2  7  4  2  0  8  5  9  3  1  7  9  1  5  7
0  3  4  3  4  8  9  4  1  4  1  8  4  2  4
0  3  9  0  8  1  9  0  0  3  4  4  3  1  9
0  7  2  4  3  9  0  0  7  4  4  2  7  4  6
4  0  3  4  2  4  3  4  1  5  2  7  4  8  4
7  4  1  8  8  2  8  0  3  2  9  6  8  6  0
7  9  4  1  2  1  0  3  5  6  6  4  4  4  2
3  1  4  8  1  0  5  2  6  4  3  6  7  3  1
8  6  7  0  8  8  4  9  9  4  1  1  0  0  1
```

073820	40574714
274208	243900744
0342434	0343489414
0874114	670884994
1494834	943608114
2420749	2033414764
3748470	02438930541
08190034	278841083403
033742434	6439803490034

FIND THE NUMBERS

```
9  5  1  6  6  7  0  3  0  1  0  9  4  8  2
4  2  0  9  3  2  4  3  4  3  0  4  8  5  2
5  1  7  4  7  4  3  4  4  8  0  2  7  4  0
9  7  6  3  8  6  9  4  6  9  0  0  2  0  8
3  2  4  3  8  1  1  0  3  0  2  3  8  4  7
6  2  4  9  8  7  2  2  9  0  6  8  0  3  8
8  3  3  4  5  8  3  0  6  3  2  9  0  7  4
3  9  8  5  1  4  2  7  7  7  4  9  7  1  8
4  7  3  9  7  1  3  7  7  6  3  2  8  4  9
4  0  6  3  2  2  8  0  4  2  5  5  2  1  2
5  8  7  0  9  4  8  3  7  3  0  1  7  4  4
8  5  2  3  2  9  7  9  6  9  1  5  8  5  2
3  8  2  9  6  2  8  8  1  0  9  0  5  9  8
6  4  5  5  9  7  0  7  3  2  4  1  4  7  7
6  3  2  4  7  4  9  7  8  2  8  4  0  8  0
```

0345947	50901882	24224390943
347288	83445836	247497828408
411836	97085843	
870308	343029814	
2077039	387429836	
2438110	584034342	
5870948	707324147	
20878489	1076443836	
24796064	6703010948	

FIND THE NUMBERS

```
6  4  0  5  7  4  1  0  8  1  4  3  2  0  2
8  4  2  7  8  8  2  3  9  1  2  7  7  8  6
7  4  3  4  2  4  4  2  8  1  4  4  5  0  0
4  5  0  8  3  3  3  4  8  8  3  9  2  1  2
4  9  2  0  5  3  0  4  6  9  1  4  8  1  1
4  0  9  0  1  9  2  6  3  6  0  8  5  0  4
9  2  3  0  8  1  4  8  3  0  4  2  5  9  1
2  4  4  7  8  7  8  6  5  8  4  4  1  8  4
4  2  4  7  4  7  9  6  7  5  6  6  1  4  7
8  5  2  3  7  1  9  1  7  4  1  0  7  3  4
3  2  5  5  2  4  4  0  4  9  5  5  1  5  1
7  8  4  8  7  0  8  7  4  1  3  0  2  3  3
1  4  3  4  3  8  0  7  4  3  8  5  3  6  1
7  3  3  2  4  2  5  7  1  5  3  3  4  7  4
2  3  7  5  4  7  5  7  5  0  3  1  6  5  0
```

18679	547649	9780257
34097	847742	574108143
43424	2403841	801109843
81445	5474147	03147807848
141836	7494824	
147413	08333488	

FIND THE NUMBERS

```
9  9  3  4  8  9  7  0  2  9  8  4  3  1  4
0  3  8  2  0  1  7  9  7  8  1  0  3  0  1
4  4  4  0  0  3  2  4  9  3  0  9  0  1  5
7  2  0  2  1  0  1  0  3  2  4  9  8  4  7
3  4  3  4  4  1  6  9  7  6  6  1  2  1  9
7  4  6  0  8  2  4  3  6  6  8  8  7  3  5
9  0  9  3  2  7  3  0  4  3  0  8  1  1  4
4  3  5  4  4  7  0  0  4  1  8  8  4  1  7
1  8  4  4  7  8  4  3  4  9  4  6  3  3  2
5  1  5  2  3  2  8  5  0  3  0  1  4  8  4
1  4  0  7  3  0  8  0  7  1  3  6  4  8  5
4  4  7  1  7  3  1  3  5  4  4  0  2  5  9
3  4  1  8  9  2  4  9  4  3  5  8  6  0  8
3  2  7  8  4  3  3  2  4  5  9  3  9  5  4
9  6  2  1  3  3  1  4  0  5  7  6  4  2  3
```

038201	021010324	5472459843
0301484	024332439	033403242439
0301489	34886347	34897029843
547843	97810301	54754720324
3414145	349429814	
3806702	349472834	
5430194	508843647	

FIND THE NUMBERS

```
5  4  3  8  4  1  1  4  1  4  2  0  8  5  1
5  8  9  0  0  6  0  0  5  3  5  7  8  1  8
2  1  1  8  3  0  2  6  2  0  6  9  0  8  1
4  4  4  0  4  4  2  1  0  1  3  3  7  2  1
7  8  3  8  7  1  8  8  0  4  0  2  8  5  0
4  1  0  2  3  4  4  2  7  9  8  7  8  8  4
3  8  3  8  4  4  5  3  0  7  0  2  4  4  1
4  1  5  9  0  5  9  3  3  3  0  8  3  7  8
1  1  1  1  0  3  2  3  4  0  7  1  5  0  8
4  0  7  3  8  4  2  8  0  7  3  0  1  0  0
1  7  0  3  2  3  2  8  4  3  4  0  2  8  2
8  0  0  6  1  3  1  0  4  3  0  1  8  3  1
4  4  1  2  4  3  5  7  0  3  4  8  3  2  4
3  4  1  6  2  7  8  0  9  2  0  8  2  0  0
4  8  2  9  0  5  0  0  6  0  0  2  5  2  8
```

10604	2058090	2432452843
34214	08032843	8030394384
58107	8900600	8031474354
074600	20060050	43207302843
182584	1811041880	2474341418434
414208	1811070448	2803033414894
1021074	1811077820	

FIND THE NUMBERS

3	0	9	4	3	4	9	8	2	8	9	8	4	2	4
0	2	7	9	1	0	7	5	8	8	3	4	1	0	9
5	1	6	6	4	8	0	2	0	8	9	1	4	1	0
7	7	7	3	0	0	8	2	9	1	2	4	9	0	1
8	4	4	1	9	8	0	2	0	3	8	2	1	4	0
9	1	0	0	8	9	3	0	7	8	0	4	0	9	0
0	1	9	3	6	1	1	0	0	8	8	8	6	5	4
6	0	4	0	6	8	4	2	4	7	4	0	0	3	1
1	7	7	1	7	7	4	0	7	3	4	8	2	3	4
4	4	0	4	8	4	2	2	5	4	2	8	9	6	8
5	2	2	1	9	3	1	2	4	4	2	8	5	6	0
0	0	2	9	1	1	0	2	0	1	1	4	2	6	2
1	0	7	0	1	0	3	6	0	0	4	4	2	7	9
1	2	0	5	1	2	2	0	3	0	0	1	5	1	2
8	4	4	7	9	6	8	1	0	3	4	0	0	3	8

00002	480208914	100414802928
002088	1414248604	300474248604
14190	4301869744	412830208914
0870398	6241102011	674094702270
3541450	9061450118	
9014388	021741107420	
107010360	24898289434	

Puzzle #19

FIND THE NUMBERS

```
3 4 1 1 1 3 0 0 6 3 4 4 7 2 5
4 1 4 8 4 0 9 7 4 1 2 4 8 2 5
1 8 0 9 6 0 1 5 2 2 5 5 1 4 7
2 0 4 6 2 7 2 5 1 3 2 0 0 1 8
1 0 1 9 2 2 0 7 4 5 8 4 7 5 2
4 2 7 4 2 7 1 0 8 5 8 8 1 7 0
7 7 0 1 2 0 8 0 8 0 1 4 2 4 1
9 0 7 4 1 7 7 8 0 4 1 3 0 7 4
5 8 1 3 1 4 4 9 5 4 1 2 0 7 8
6 8 5 9 2 1 5 3 4 9 1 0 4 8 7
7 4 7 3 1 4 6 8 3 9 4 5 7 3 0
9 0 2 0 3 4 2 5 8 4 4 2 1 6 7
1 4 1 2 6 2 4 6 8 7 1 0 3 0 0
2 5 8 0 4 1 1 4 3 3 4 8 7 0 7
1 2 0 8 0 4 1 1 0 3 6 4 2 3 1
```

270884	1032495887	81433472410
51069081	2071145887	90203425844
64214880	5804114334	578201487070
70148007	14027801243	
70151400	20804110364	
370494970	24157477836	

Puzzle #20

FIND THE NUMBERS

```
1  5  6  3  8  7  2  1  9  0  7  0  1  2  1
1  7  4  3  2  4  7  2  8  5  3  9  3  0  9
1  1  5  4  8  4  4  7  1  5  5  7  0  2  9
1  2  0  4  4  8  2  4  3  8  2  4  8  3  4
7  4  3  3  0  6  0  2  4  3  0  4  7  3  0
2  1  7  1  4  3  3  8  0  1  7  2  9  1  8
4  0  4  9  2  3  5  8  4  1  2  6  1  8  0
2  8  8  5  7  3  8  4  5  3  3  3  9  3  4
5  2  8  8  7  2  6  1  3  2  8  4  3  5  4
1  4  7  3  4  5  4  3  3  0  0  5  3  1  2
5  0  1  3  3  1  4  3  3  0  7  2  1  3  0
4  4  8  4  1  8  2  5  2  7  4  0  0  0  5
5  0  4  1  0  2  0  0  9  4  1  3  3  6  2
2  1  0  0  2  2  3  1  1  4  3  7  1  5  8
5  9  6  7  4  7  6  1  5  5  4  4  3  2  1
```

14797	0374034	34031834
27420	824382	41020094
27428	2025836	51021488
42347	2432434	015834808836
51083	2703341	

FIND THE NUMBERS
Puzzle # 1

								2						
	6	8	3	6	4	2	1	7	4					
	2		4	8		1		4		1				
			4		7	2		8	3	1		8		
5			1		1	0		5	4	1		8		
	8	5		4		8	2		0	1	8		8	
	2	4			7	0	4			4	1	3		4
	4	5	3		8	2	5			1	0	0		
		8	7	0	4	3	5	3			0	4	1	
			9	4	6	7	0	0	0			0	7	
				7	3	7	1	6	3	0				
					0	4	4	8	8		5			
						6	1	2	3	7				
							4	1		4	4			
4	0	5	4	7	2	4	7	9	3	4	2	6		

FIND THE NUMBERS
Puzzle # 2

	2	6	6	4	7	6	9	8	4	7	7	4	5	1
2		8			3	0	1	4	2	1	0	7	3	8
8	0	3	0		7	0	4							3
0	8	0	7	4	3	0	4	7						3
4		3	4	7	7	7	6	1	7					4
2		3	0	1	0	4	0	7	2	4				8
2		4		5	2	9	1	4	3	2	3			3
2		1			3	0	8	2	1	4	4	4		5
0		8				4	1	9	6	0	1	0	8	0
7		3					7	4	7	7	2	4	7	3
9		4						4	1	0	4	0	7	9
7									3	7	1	3	1	4
4										4	0			1
3	0	2	7	4	7	8	4	0	8	2	6	2		
		3	8	1	1	8	7	5	4	4	9			

FIND THE NUMBERS
Puzzle # 3

	0	2	7	8	9	0	8					0		
		2		8	0	0	2	0	1	0	8	3		
	8	0	0		4	8		2				0		
		0	6	5	0	1	9		0				3	0
8		3	4		8	2	0	5		8			8	7
	1		8	0	4		3	4	8	4		0	0	7
	0	7	9	9	0	0		6	1	0	2	2	1	4
	2		4	8	0	5	6	4		0	0	2		4
	1	8	7	8		7	4	0	9		8	7	0	4
	8		9		3		0	6		0		4		8
8	3	4	2	0	2	0		5	4		9	9		
	8	0	2	1	0	7	8	8	5	0		4		
	2		3	4	8	1	5	5	0	0	8		2	
8	7	4	2	8	3	0	1	9	3	4	8	2	3	0
	3	4	5	8	3	6	0	5	5	4	0	7	8	

FIND THE NUMBERS
Puzzle # 4

		8	3	9	5	2	6							5
		4	9	0	5	0	7	0						0
	1	4	9	8	0	0	8	4	1					8
4		0	9	0	3	9	7	8	2	9				8
1		6	4	9	2	4	8	2	4	0	4			5
4		1	7	2	4	4	2	7	2	7	3	4	9	4
7	1		4	4	0	1	7	4	0	0	8	6	0	7
1	0	3	4	9	9	4	4	2	2	7	1	0	4	9
4	2		3	9	8	7	1	7	0		4			7
4	0		2	0	4	4	0	0	1	4	4	0	6	4
0	9		8		4	0	7	7				2		
8	8		2			1	7			2				
3	4		7			3	8							
6	3					8	8							
			1	0	3	0	7	4	2					

FIND THE NUMBERS
Puzzle # 5

					3	3	0	7	8	8	7			
8	4	1	4	3	3	0	4	8	9	0	4	9	0	5
		8			7			7		7				
		8			4			4			0			
		3			9			7	2			4		
		7			0			2		0				
		0	7		7			4			8			
		3		0	3			0				9		
		3	9		4			9					4	
		7	4	4	3	4	1	7	8	4	7	5		3
		4		0	4		9							
		3			2	0		8						
						0	7		7					
					5	0	4	1	4	1	8	1	4	
								5	7		5			

FIND THE NUMBERS
Puzzle # 6

4	3	4	8	9	0	1	1	0	8			2		2
5	8	4	0	3	3	3	4	8	8	3		7		4
4	7	9	4	5	5	8	1	8		4	6	4	2	0
3		9	3	3	4	9	8	0	7	2	7	3	0	7
4			4	0	0	8	7	4	5	4	4	6	1	3
9		3	2	7	1	7	9	4	1	8	0	5	9	8
7			8	7	0	4	2			9	3	0	8	3
8			4	8	9	4	0	4		8	8	1	5	6
	3		8		4	4	7	9	7		3	1	1	3
9	8	3	8	0	6	0	8	9	7	7	6	4	8	4
			4				8	8	4	8	0		4	8
2	0	6	3	8	5	4		4	4	9	4	5	3	9
					7					7	3	2	9	7
					5					5	0	4	4	
			8	3	8	6	0	8	9	8	4	8	5	7

FIND THE NUMBERS
Puzzle # 7

3							6							
	8						0							
		2		5			4							
			4		7		1							
5				1		8	8							
7	7	4	0	1	4	3	3			8				
8	4		1	8	0	8	0	2			2			
8		8		8	1	8	1		4	1	4	4	7	5
2		7			1	4	1	0		8		7	0	
8		6		4		4	7	0	9	4	8	1		3
1		0	0	5	9	7	1	5	9	0	3	0		
1		8		4	4	8		8	4	0	3	3		
0		3			4	0	0		1		3	3	4	
		3				3	7	6		8		0		5
		0				0		1			0			

FIND THE NUMBERS
Puzzle # 8

		5	4	7	4	1	4	7	2	4	7	4		
1	0	7	7	4	3			8	3	4	8	9	0	3
8	1					3					9			
3	4	4	3	4				4	0	7	9	7		
	8	1	8	9	5	8	1		7				4	
	4		9	8				9	7	3				7
	7	3			9	4	1	5	4	4	5	1		
	1		0		4	3		4	0			8		
6	0		5	2		8		5	1				7	
	3	7	9	7	4	5		0	4					2
	9	8			8	2		1	3					
	8		8			3			8					
					8		2							
					7		4							
			7	0	8	8	4	8	9	4	4	5	8	

FIND THE NUMBERS
Puzzle # 9

			4	3	1	4	8	5	7	0	4	1	2	
	6	3	8	3	0	4	7	9	4	7	4	3	4	8
		0	1				8	3	3	8	0	3	0	
	1	4	2	0	7	0	1	4	3	0				8
			8	4		1				1			6	3
7	2		9	1	2	2	0	8	7	4	5	2	4	9
8	7	0	4		7	3		9	0	8			9	2
3	4	3	7		3	0	0		1	8			9	0
6	8		4	1	3	8	3	7	9	4			4	7
4	9			7	8	4	1	5	4		7		8	4
2	4				7	8	9	0	4				1	8
0	7					0	1	8	3	7			0	
4	4	7	8	7	4	7	2	4	0	0	3		7	
	3	2	4	9	8	9	9	4	5	4	7		6	
6	3	8	3	3	0	9	9	8	0				5	

FIND THE NUMBERS
Puzzle # 10

		3		4	2	3	0	7	0	8	3	8		
	7	8	3		4	4								
	4	5		4		2	3	4	7	0	9	3	8	
7	5	5	9		8		3	3	7					
4	1	4	2	3		9	9	0	4	4				
2	4	7	4		4		2	4	7	2	2			
4	2	4	2			2		0	3	0	9	4		
5	9	3	5				9		7	8	4	8	7	
9	8	2	0					3		9	1	5	4	6
8	4	4	9	3	4	2	3	6	8	8	8	0	5	3
4	3		4							4		3	2	0
3	0	8	7	4	9	8	8	7			5		4	
		1	4	0	3	4	7	8	7	8	5			2
			3	4	8	9	8	3	0	7	9	0		
		3	4	8	9	5	4	2	7	4	5			

FIND THE NUMBERS
Puzzle # 11

				4										
					3			5						
				4		7			0					
8					3		0			6				
	7					0		3			3			
		4					7		2			8		
			8	3	4	9	7	6	8	4	7		7	
		7	0	8	8	4			5				0	1
		9	3	7			4		0				5	
				1	1				9				8	
					0	0	9	8	8	4	7		9	
						3	3	8			2		0	
							4	2	4			4	8	
									4	4			7	
	8	9	0	8	7	1	8	5	9		1		8	5

FIND THE NUMBERS
Puzzle # 12

			1	9	0	2	7	0	3	3	0	1	0	8
	9	3	1	4	5	7	8	8	9	9	4	2	8	
		0		3	2	8	5	7	4	3	3	2	0	9
8		2		0	1						5			
8	4	2	9	1		4	0	9	4	4	6	4	7	
3				0	0	0		7	4			7		1
6			1	8	2	6	9	9	2			8		0
0		7		1	3	4	3	0	7	0		8		3
5	1	0	1	8	3	4	8	4	2	0	9	0		2
0		6		7		0	2	4	1	3	7	3		0
7		3		2			8	4	2		3	2		9
0		4		0			8	4	0		0			
2		1		3			8	3	8	9	2			
0		1					0		8					
9	0	2	3	0	8	7	4	1	8	8	7			

FIND THE NUMBERS
Puzzle # 13

	4	0	5	7	4	7	1	4						
	3	0	4	3	8	0	1	4	8	8	7	2		
	4	6	7	4	1	4	3	3	0	2				2
	4	1	1	8	0	6	3	4	9					4
0	4	3	0	0	9	4	3	0	8	9	3	4	6	2
	2					4	3	4	2	4	7	3	3	0
2	7	4	2	0	8				1		9			7
0	3	4	3	4	8	9	4	1	4	1		4		4
0			0	8	1	9	0	0	3	4	4	3	1	9
	7	2	4	3	9	0	0	7	4	4		7		
	0	3	4	2	4	3	4					4	8	
			8				0					8		0
				2					5			4		
					0					4		7		
	6	7	0	8	8	4	9	9	4	1		0		

FIND THE NUMBERS
Puzzle # 14

		1		6	7	0	3	0	1	0	9	4	8	
		0		3	2	4	3	4	3	0	4	8	5	2
		7			4	3	4		8					0
	7	6				9	4	6		0				8
	2	4	3	8	1	1	0	3	0			3		7
6		4	9	8			2	9	0	6		0		8
8	3	3	4	5	8		0		3	2	9		7	4
3	9	8		1	4	2	7			4	9	7		8
4	7	3	9		1	3	7				2	8	4	9
4	0	6		2		8	0	4				2	1	2
5	8	7	0	9	4	8	3		3				4	4
8	5					7	9	6						2
3	8				2	8	8	1	0	9	0	5		
6	4				7	0	7	3	2	4	1	4	7	
	3	2	4	7	4	9	7	8	2	8	4	0	8	

FIND THE NUMBERS
Puzzle # 15

			5	7	4	1	0	8	1	4	3			
											7		8	
7	4	3	4	2	4			8	1	4	4	5	0	
	5	0	8	3	3	3	4	8	8		9		1	
		2									4		1	
			0			9					8		0	
	2				8	1	4	8	3	0	4	2	9	1
		4	7		7	8	6				4		8	4
			7	4	7	9	6	7					4	7
				7	1	9	1	7	4				3	4
					4	4	0	4	9	5				1
	8	4	8	7	0	8	7	4	1	3	0			3
								4	3	8				
								5		3				
												6		

FIND THE NUMBERS
Puzzle # 16

9		3	4	8	9	7	0	2	9	8	4	3		
0	3	8	2	0	1	7	9	7	8	1	0	3	0	1
4		4				2	4							
7	2	0	2	1	0	1	0	3	2	4				
3	4	3		4				7	6					
	4	6	0		2		3		6	8				5
9		9	3	2		3		4		0	8			4
	3	5	4	4	7	0	0		1		8	4		7
		4	4	7	8	4	3	4		4		3	3	2
5			2	3	2	8	5	0	3	0	1	4	8	4
	4			3	0	8	0	7	1	3		4		5
		7			3	1	3	5	4	4	0		5	9
	4	1	8	9	2	4	9	4	3	5	8			8
			4			2	4					9		4
					3			0						3

FIND THE NUMBERS
Puzzle # 17

5	4				1	1	4	1	4	2	0	8		1
	8	9	0	0	6	0	0						1	8
2		1	8	3	0		6	2					8	1
4	4	4	0	4	4	2		0	1				2	1
7		3	8	7	1	8	8	0	4	0			5	0
4	1	0	2	3	4	4	2	7	9		7		8	4
3	8		8	4	4	5	3	0	7	0		4	4	1
4	1			0	5	9	3	3	3	0	8			8
1	1				3	2	3	4	0	7	1	5		8
4	0					2	8	0	7	3	0	1	0	0
1	7	0					8	4	3	4	0	2	8	2
8	0		6					4	3	0	1	8	3	1
4	4	1	2	4	3				3		8	3	2	4
3	4				7							0		
4	8			0	5	0	0	6	0	0	2			8

FIND THE NUMBERS
Puzzle # 18

	0		4	3	4	9	8	2	8	9	8	4	2	
	2				0			8	8	3	4	1	0	9
	1	6		4	8	0	2	0	8	9	1	4		
	7	7					2							1
	4	4	1	9	8	0	2	0	3	8	2	1	4	0
9	1	0	0	8	9	3	0	7	8	0				0
0	1	9		6						8				4
6	0	4	0	6	8	4	2	4	7	4	0	0	3	1
1	7	7	1			4	0							4
4	4	0	4				2	5						8
5	2	2	1				2	4	4					0
0	0	2	9	1	1	0	2	0	1	1	4	2	6	2
1	0	7	0	1	0	3	6	0	0	4	4			9
1		0								0	1	5		2
8	4	4	7	9	6	8	1	0	3	4	0		3	8

FIND THE NUMBERS
Puzzle # 19

			1					6						
				4				4					2	5
1	8	0	9	6	0	1	5	2					4	7
2	0				7	2		1					1	8
	0	1				0	7	4					5	2
	2	7	4		7		0	8					7	0
	7		1	2	0	8	0	8	0				4	1
	0			1	7	7	8	0	4	1			7	4
	8				4	4	9	5	4	1	2		7	8
	8					5	3	4	9	1	0	4	8	7
	4						8	3	9	4	5	7	3	0
9	0	2	0	3	4	2	5	8	4	4	2	1	6	7
									7	1	0	3	0	0
	5	8	0	4	1	1	4	3	3	4	8	7	0	7
	2	0	8	0	4	1	1	0	3	6	4		3	1

FIND THE NUMBERS
Puzzle # 20

		6				2								
	7	4	3	2	4	7	2							
				8		4	7							
1					8	2	4	3	8	2				
	4				6	0	2	4	3	0	4	7	3	0
	7		4		3	8								
		9		3		8	4							
	8		7		8		5	3						
		8		2		1		2	8					
			4			4		3		0	5			
			3	1	4	3	3	0	7	2	1			
		8	2		2		4					0		
	4	1	0	2	0	0	9	4		3				
						1	1		3					
						5	5		4					

GRID DRAWING PAGES

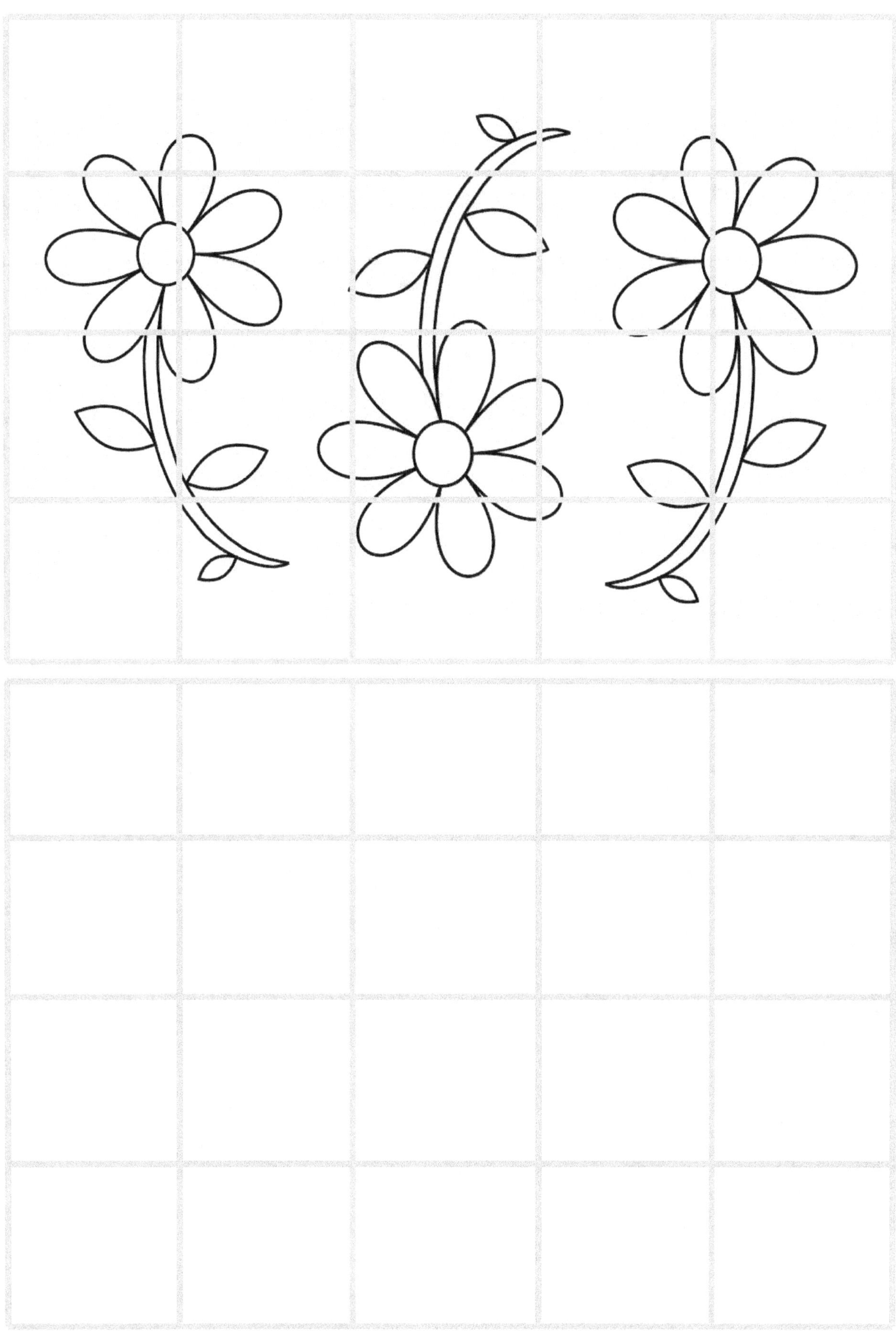

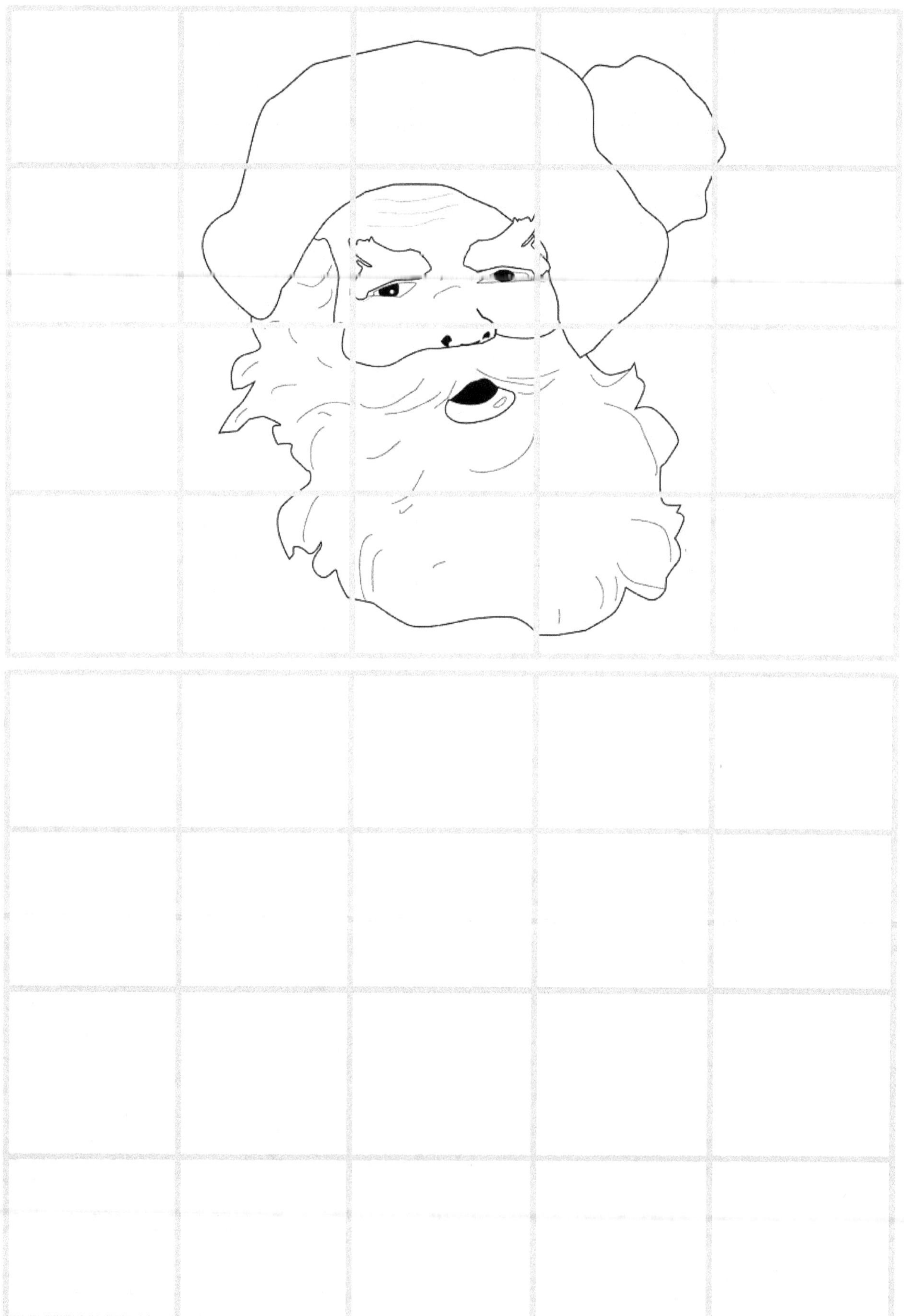

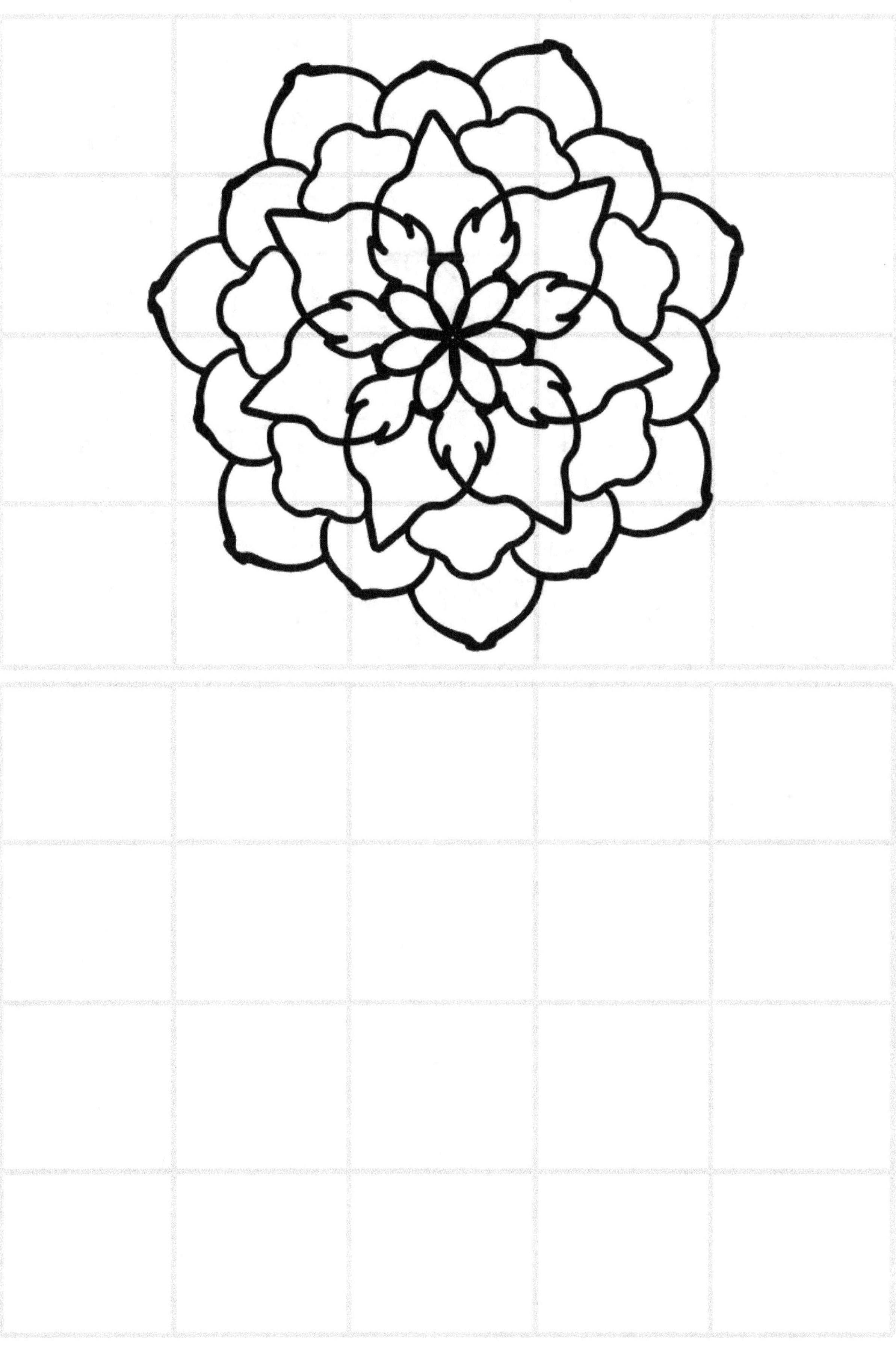

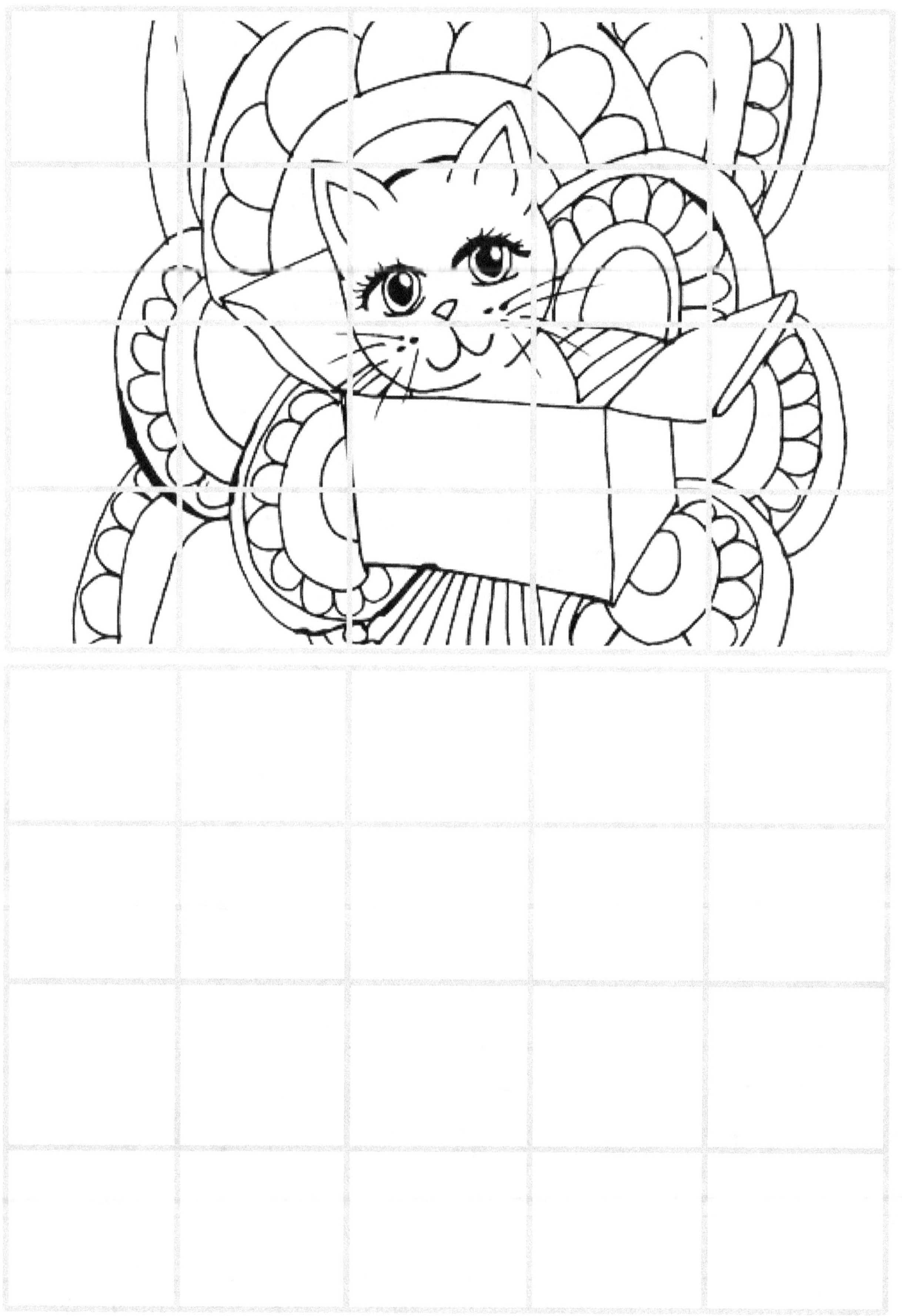

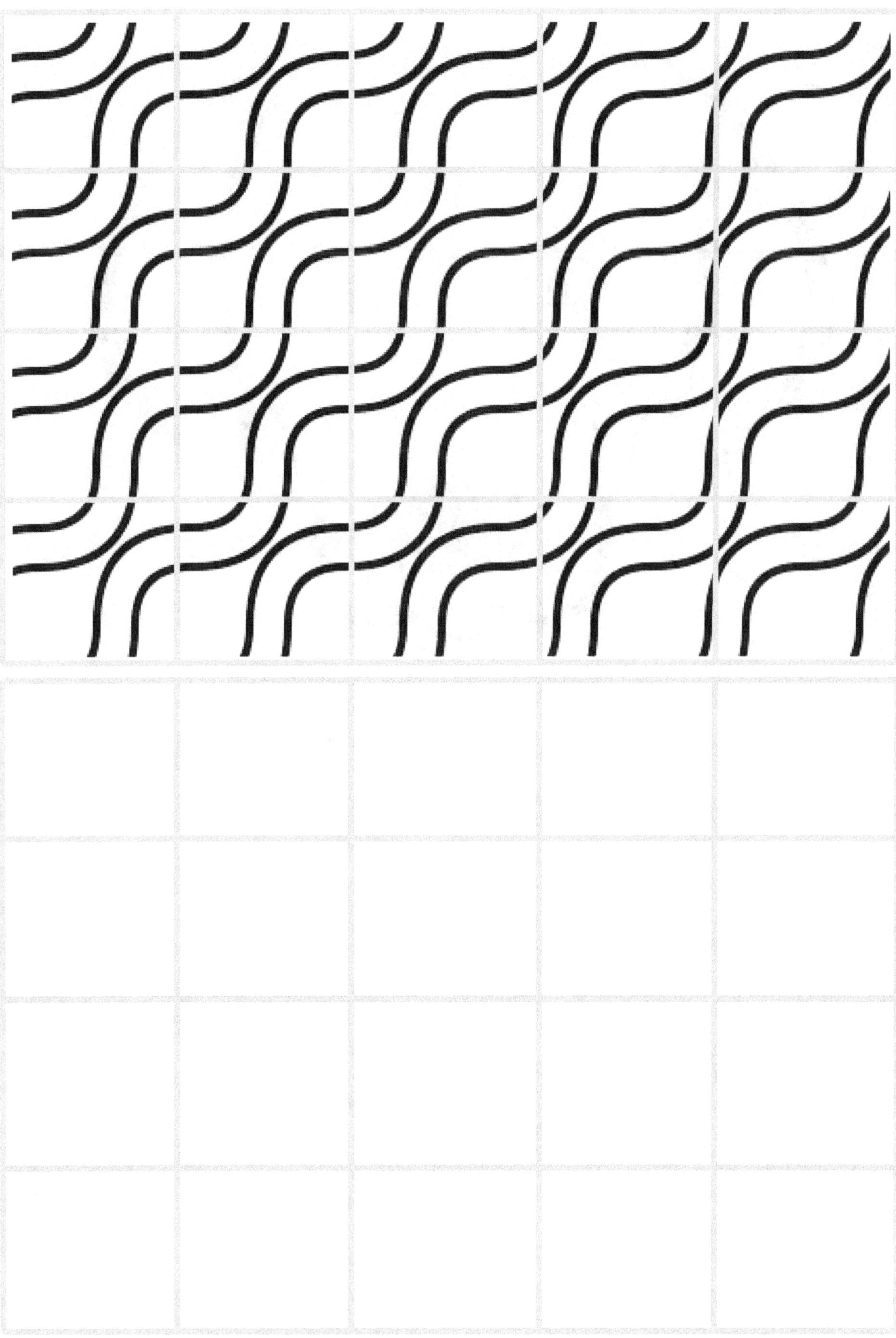

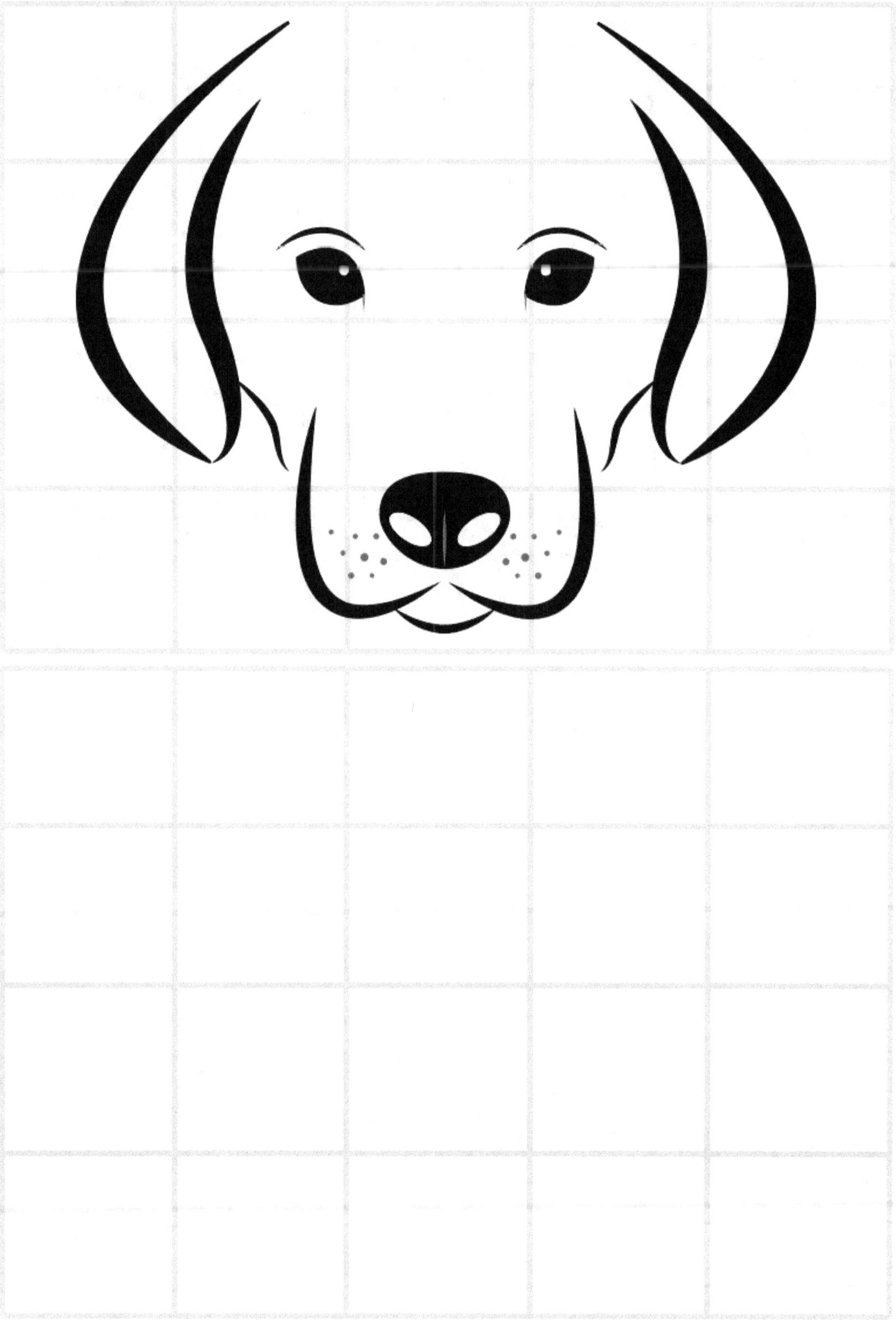

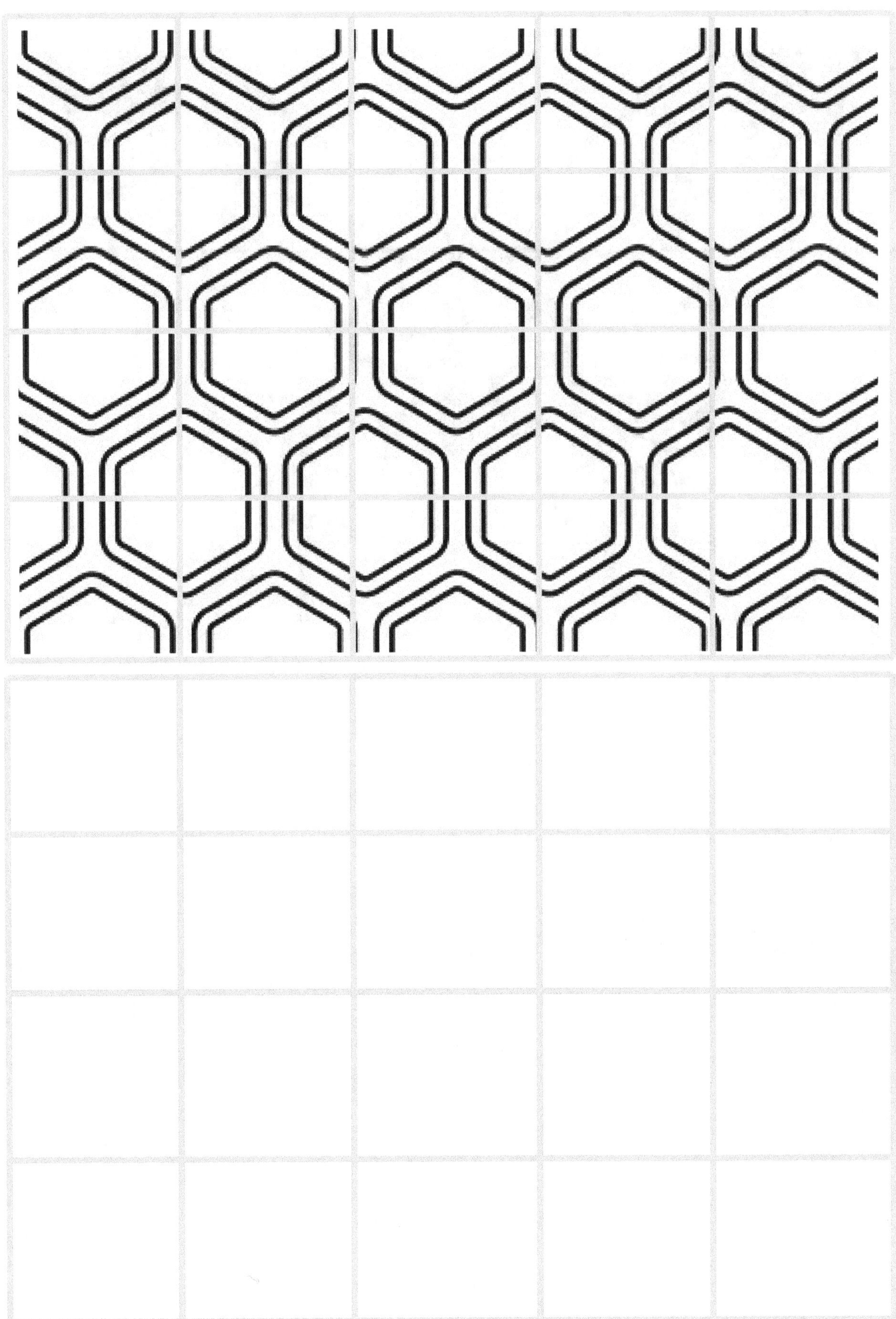

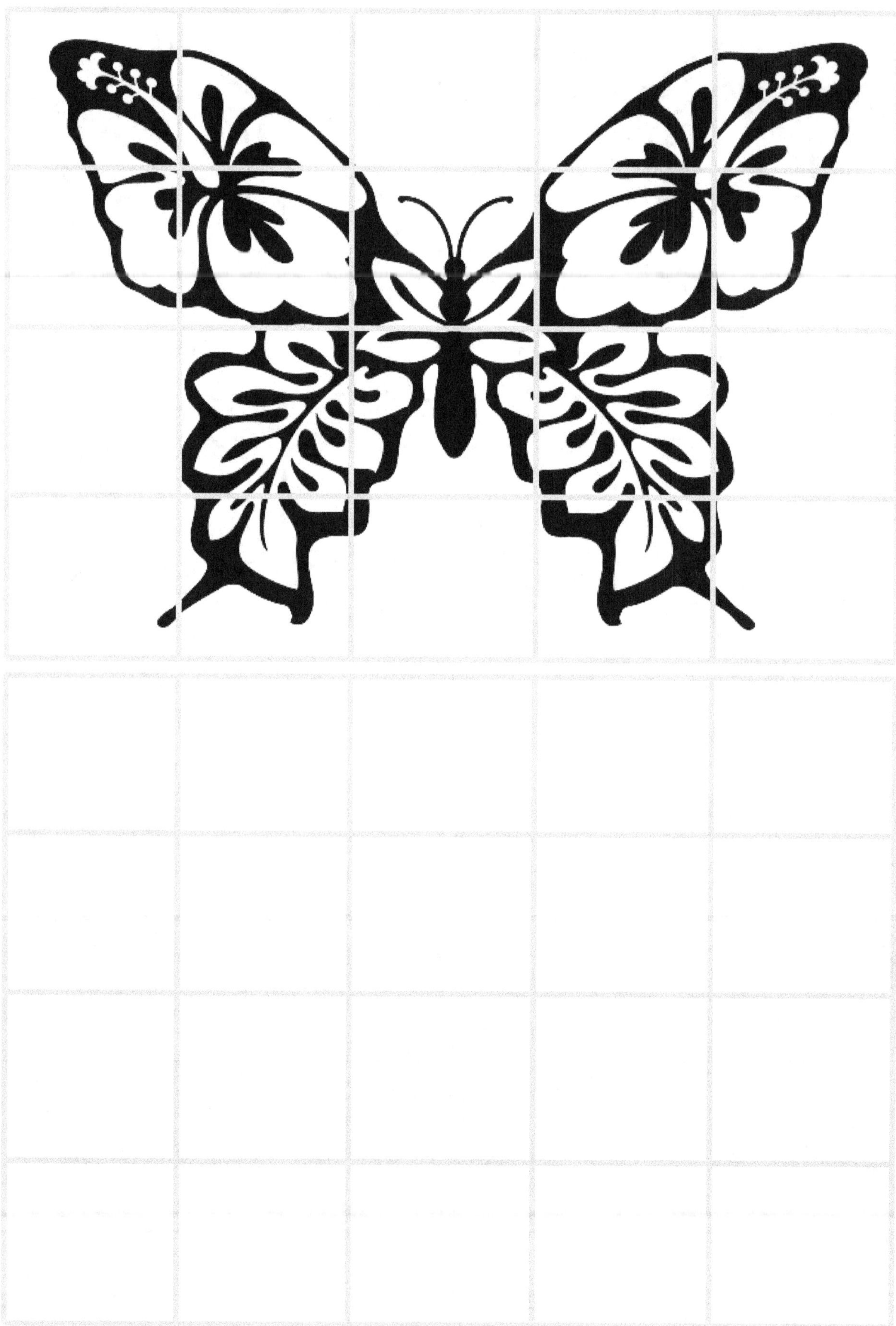

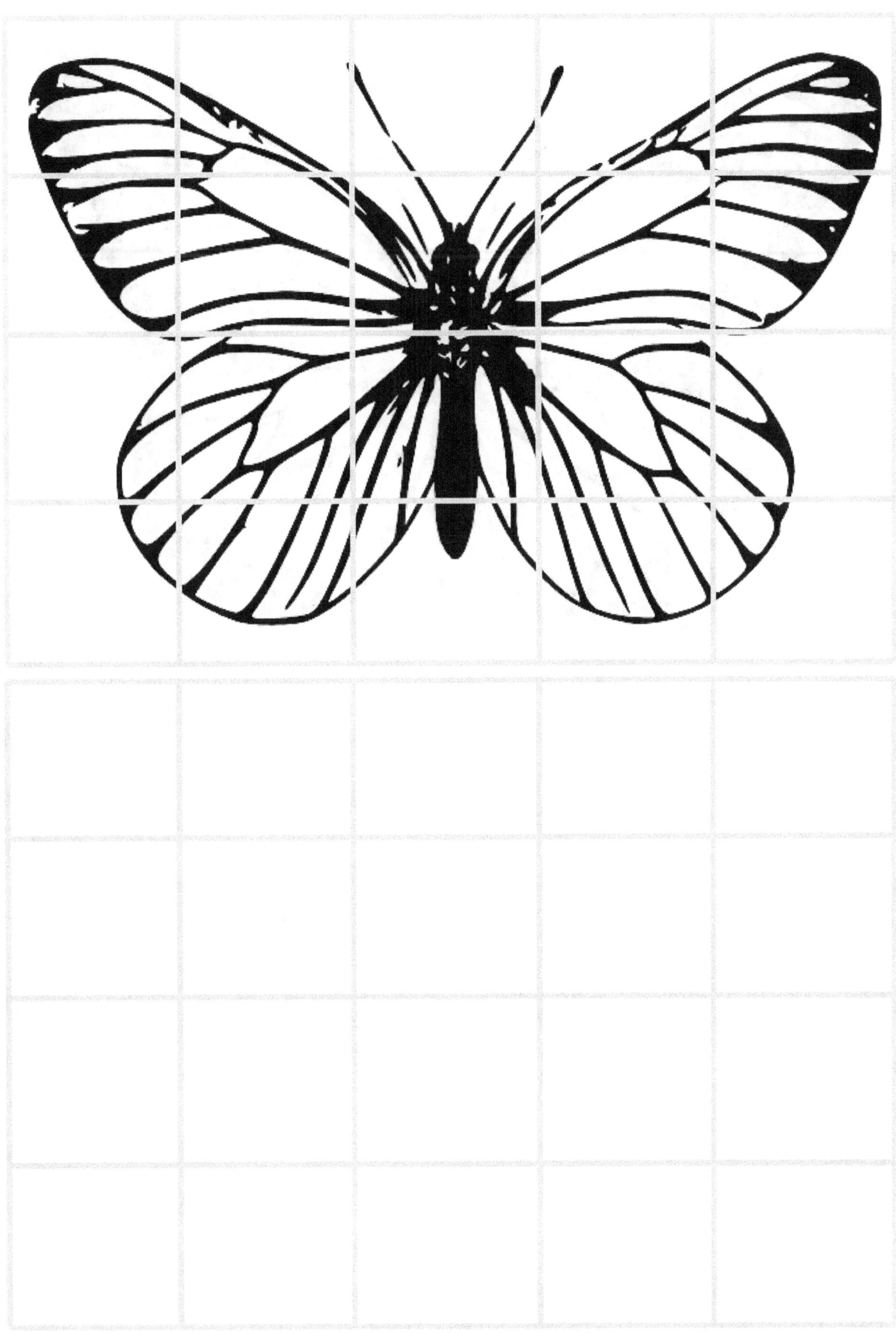

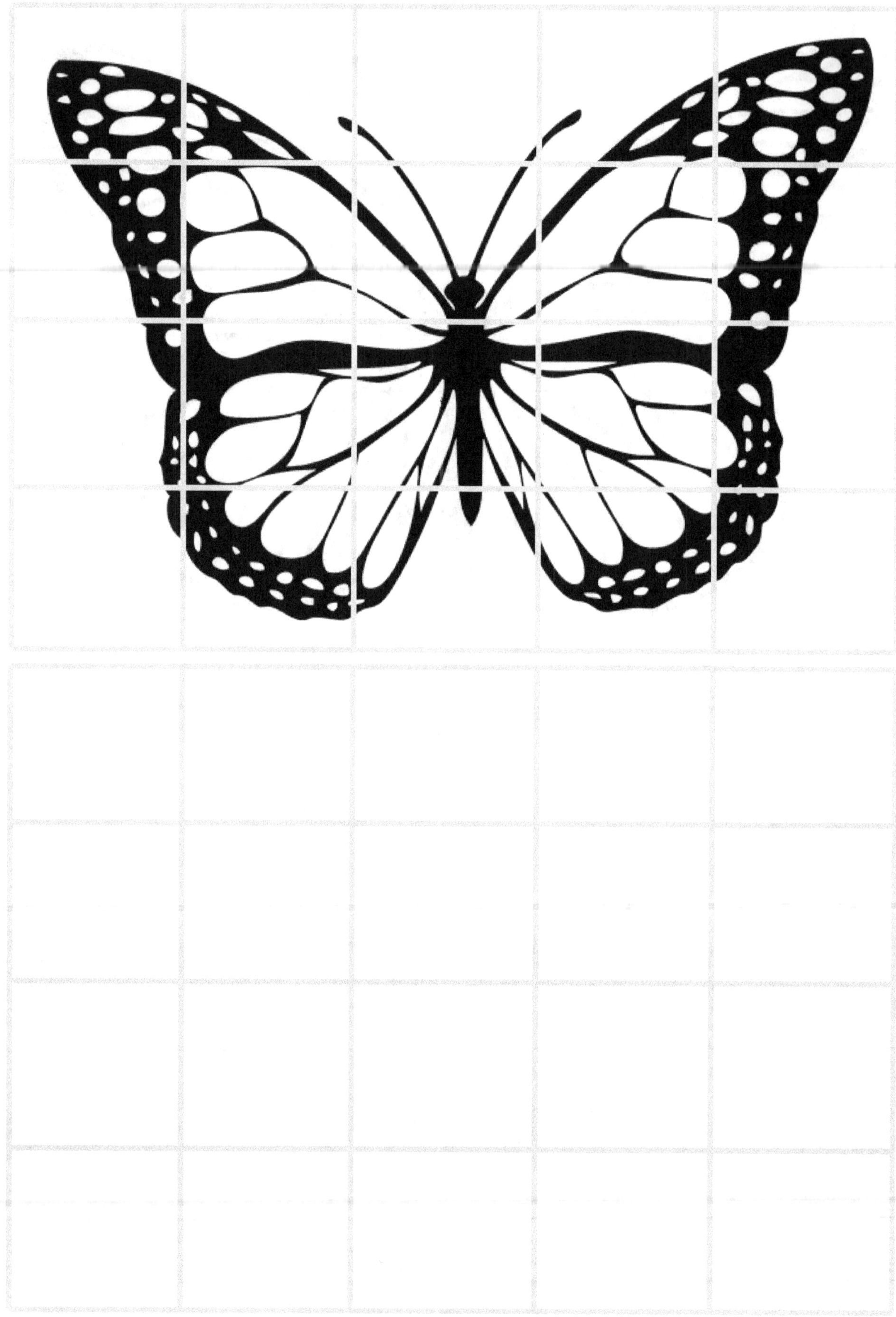

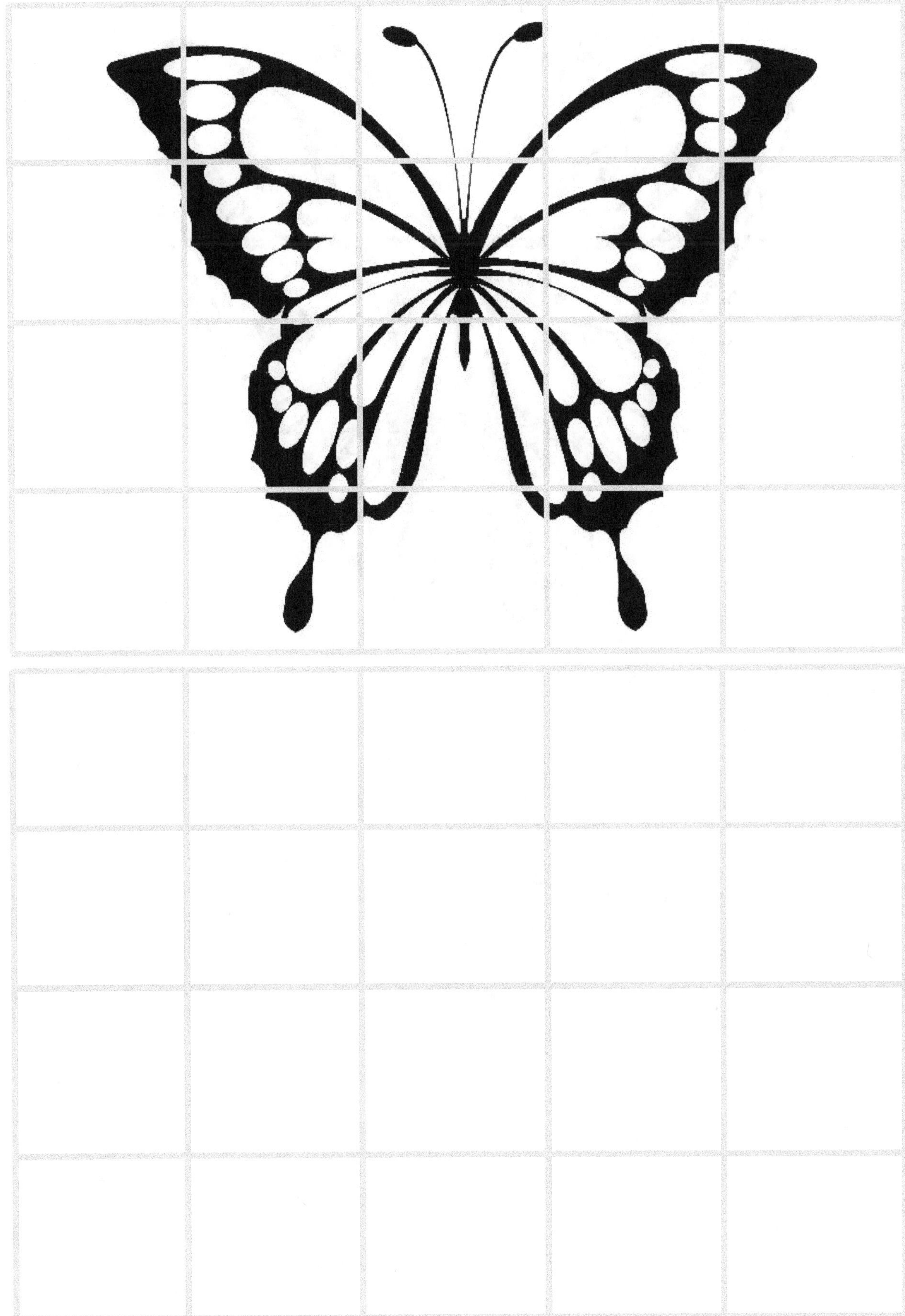

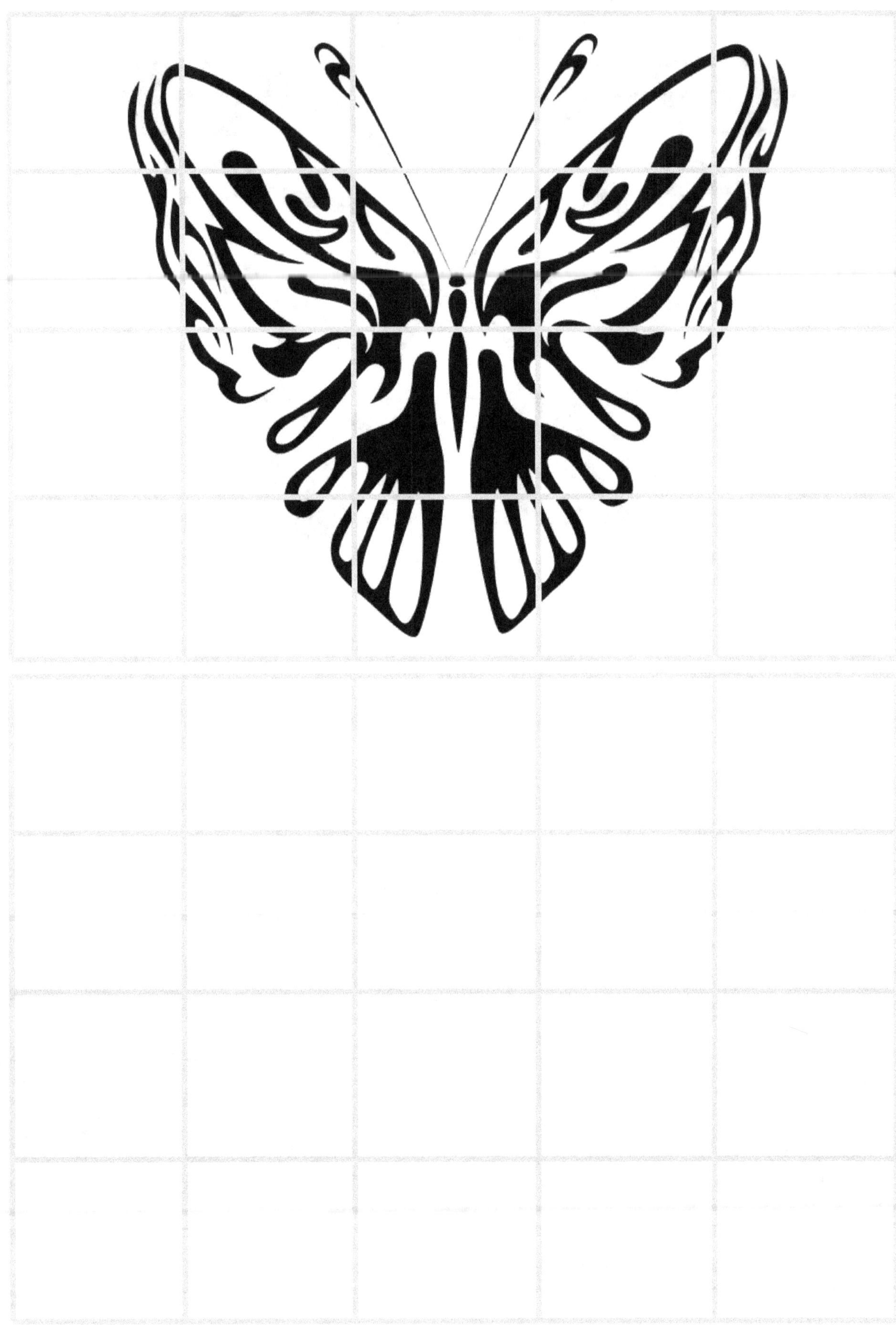

Daily
Thoughts, Feelings,
Notes & Memories
Journal

Daily Thoughts, Feelings, Notes & Memories

Daily Thoughts, Feelings, Notes & Memories

Daily Thoughts, Feelings, Notes & Memories

Daily Thoughts, Feelings, Notes & Memories

Daily Thoughts, Feelings, Notes & Memories

Daily Thoughts, Feelings, Notes & Memories

Daily Thoughts, Feelings, Notes & Memories

Daily Thoughts, Feelings, Notes & Memories

Daily Thoughts, Feelings, Notes & Memories

Daily Thoughts, Feelings, Notes & Memories

Daily Thoughts, Feelings, Notes & Memories

Daily Thoughts, Feelings, Notes & Memories

Daily Thoughts, Feelings, Notes & Memories

Daily Thoughts, Feelings, Notes & Memories

Daily Thoughts, Feelings, Notes & Memories

Daily Thoughts, Feelings, Notes & Memories

Daily Thoughts, Feelings, Notes & Memories

Daily Thoughts, Feelings, Notes & Memories

Daily Thoughts, Feelings, Notes & Memories

Daily Thoughts, Feelings, Notes & Memories

Daily Thoughts, Feelings, Notes & Memories

Daily Thoughts, Feelings, Notes & Memories

Daily Thoughts, Feelings, Notes & Memories

Daily Thoughts, Feelings, Notes & Memories

Daily Thoughts, Feelings, Notes & Memories

Daily Thoughts, Feelings, Notes & Memories

Daily Thoughts, Feelings, Notes & Memories

Daily Thoughts, Feelings, Notes & Memories

Daily Thoughts, Feelings, Notes & Memories

Daily Thoughts, Feelings, Notes & Memories

Daily Thoughts, Feelings, Notes & Memories

Daily Thoughts, Feelings, Notes & Memories

Daily Thoughts, Feelings, Notes & Memories

Daily Thoughts, Feelings, Notes & Memories

Daily Thoughts, Feelings, Notes & Memories

Daily Thoughts, Feelings, Notes & Memories

Daily Thoughts, Feelings, Notes & Memories

Daily Thoughts, Feelings, Notes & Memories

Daily Thoughts, Feelings, Notes & Memories

Daily Thoughts, Feelings, Notes & Memories

Daily Thoughts, Feelings, Notes & Memories

Daily Thoughts, Feelings, Notes & Memories

Daily Thoughts, Feelings, Notes & Memories

Daily Thoughts, Feelings, Notes & Memories

Daily Thoughts, Feelings, Notes & Memories

Daily Thoughts, Feelings, Notes & Memories

Daily Thoughts, Feelings, Notes & Memories

Daily Thoughts, Feelings, Notes & Memories

Daily Thoughts, Feelings, Notes & Memories

Daily Thoughts, Feelings, Notes & Memories

Daily Thoughts, Feelings, Notes & Memories

Daily Thoughts, Feelings, Notes & Memories

Daily Thoughts, Feelings, Notes & Memories

Daily Thoughts, Feelings, Notes & Memories

Daily Thoughts, Feelings, Notes & Memories

Daily Thoughts, Feelings, Notes & Memories

Daily Thoughts, Feelings, Notes & Memories

Daily Thoughts, Feelings, Notes & Memories

Daily Thoughts, Feelings, Notes & Memories

Daily Thoughts, Feelings, Notes & Memories

Daily Thoughts, Feelings, Notes & Memories

Daily Thoughts, Feelings, Notes & Memories

Daily Thoughts, Feelings, Notes & Memories

Daily Thoughts, Feelings, Notes & Memories

Daily Thoughts, Feelings, Notes & Memories

Daily Thoughts, Feelings, Notes & Memories

Daily Thoughts, Feelings, Notes & Memories

Daily Thoughts, Feelings, Notes & Memories

Daily Thoughts, Feelings, Notes & Memories

Daily Thoughts, Feelings, Notes & Memories

Daily Thoughts, Feelings, Notes & Memories

Daily Thoughts, Feelings, Notes & Memories

Daily Thoughts, Feelings, Notes & Memories

Daily Thoughts, Feelings, Notes & Memories

Daily Thoughts, Feelings, Notes & Memories

Daily Thoughts, Feelings, Notes & Memories

Daily Thoughts, Feelings, Notes & Memories

Daily Thoughts, Feelings, Notes & Memories

Daily Thoughts, Feelings, Notes & Memories

Daily Thoughts, Feelings, Notes & Memories

Daily Thoughts, Feelings, Notes & Memories

Daily Thoughts, Feelings, Notes & Memories

Daily Thoughts, Feelings, Notes & Memories

Daily Thoughts, Feelings, Notes & Memories

Daily Thoughts, Feelings, Notes & Memories

Daily Thoughts, Feelings, Notes & Memories

Daily Thoughts, Feelings, Notes & Memories

Daily Thoughts, Feelings, Notes & Memories

Daily Thoughts, Feelings, Notes & Memories

Daily Thoughts, Feelings, Notes & Memories

Daily Thoughts, Feelings, Notes & Memories

Daily Thoughts, Feelings, Notes & Memories

Daily Thoughts, Feelings, Notes & Memories

www.ingramcontent.com/pod-product-compliance
Lightning Source LLC
Chambersburg PA
CBHW081715250726
48657CB00010B/3011